Marwa Gragouri
Héla Gargouri
Ahmed Tlili

Estudo dos conhecimentos sobre a raiva e as medidas de prevenção

Marwa Gragouri
Héla Gargouri
Ahmed Tlili

Estudo dos conhecimentos sobre a raiva e as medidas de prevenção

Estudo dos conhecimentos dos enfermeiros e das vítimas de mordeduras sobre a raiva e as medidas de prevenção

ScienciaScripts

Imprint

Any brand names and product names mentioned in this book are subject to trademark, brand or patent protection and are trademarks or registered trademarks of their respective holders. The use of brand names, product names, common names, trade names, product descriptions etc. even without a particular marking in this work is in no way to be construed to mean that such names may be regarded as unrestricted in respect of trademark and brand protection legislation and could thus be used by anyone.

Cover image: www.ingimage.com

This book is a translation from the original published under ISBN 978-620-6-71368-5.

Publisher:
Sciencia Scripts
is a trademark of
Dodo Books Indian Ocean Ltd. and OmniScriptum S.R.L publishing group

120 High Road, East Finchley, London, N2 9ED, United Kingdom
Str. Armeneasca 28/1, office 1, Chisinau MD-2012, Republic of Moldova, Europe
Printed at: see last page
ISBN: 978-620-7-70442-2

ESTUDO DOS CONHECIMENTOS DOS ENFERMEIROS E DAS VÍTIMAS DE MORDEDURAS DE ANIMAIS EM MATÉRIA DE RAIVA: MEDIDAS PREVENTIVAS

DIRIGIDO POR :

DR. MARWA GARGOURI

AHU EM DOENÇAS INFECCIOSAS

CHU MOHAMED BEN SASSI DE GABES MAIL: MARWAGARGOURI.INFECTIEUX@GMAIL.COM

ÍNDICE

INTRODUÇÃO

A raiva é uma zoonose viral prevenível por vacina que afecta o sistema nervoso central. Logo que surgem os sintomas clínicos, a raiva é fatal em quase 100% dos casos. Os cães domésticos são responsáveis pela transmissão do vírus da raiva aos seres humanos em quase 99% dos casos. No entanto, a raiva afecta tanto os animais domésticos como os selvagens. É transmitida aos seres humanos e aos animais através da saliva, geralmente por mordeduras, arranhões ou contacto direto com as membranas mucosas (por exemplo, olhos, boca ou feridas abertas). [1]

A introdução de um Programa Nacional de Controlo da Raiva (PNLR) em 1982 levou a uma redução significativa da raiva humana, o que foi possível devido ao facto de a raiva ser uma doença de notificação obrigatória na Tunísia [2]. No entanto, como resultado de um declínio nas actividades do PNLR, particularmente nas suas componentes de vacinação e controlo de cães vadios, foi registado um aumento de casos de raiva humana a partir de 1990, com um pico epidemiológico em 1992, quando foram notificados 25 casos de raiva humana. Esta situação levou as autoridades sanitárias do país a relançar a campanha [3].

Em 2021, registámos 2 casos de morte por raiva humana, o que significa que o conhecimento dos enfermeiros sobre a raiva precisa de ser reavaliado, assim como a qualidade dos cuidados prestados às pessoas atacadas por animais que transmitem esta doença. É igualmente necessário processar a informação adquirida junto da população vítima sobre os conhecimentos básicos a ter sobre a raiva em termos do que fazer, o que pode influenciar um percurso de cuidados bem definido. Além disso, é essencial poder contar com a participação e colaboração multissectorial como parte da abordagem "Um Mundo, Uma Saúde", que engloba a educação da comunidade, programas de sensibilização e campanhas de vacinação, e enfatiza a responsabilidade de ambos os parceiros para uma melhor prevenção.

Os objectivos do nosso trabalho são :

✓ Estudar os conhecimentos dos enfermeiros sobre a raiva.
✓ Melhorar as técnicas de cuidados e as modalidades de tratamento da raiva no serviço de urgência
✓ Estudar o conhecimento das vítimas de mordeduras

sobre a gravidade da sua situação se não tomarem as precauções necessárias.

responsável.

✓ Sugerir medidas para prevenir complicações decorrentes de mordeduras.

I. MATERIAIS E MÉTODOS DO QUESTIONÁRIO

1. Pesquisar citação :

Trata-se de um estudo descritivo que envolve o pessoal de saúde do hospital, do hospital universitário, do hospital militar e dos centros de cuidados de saúde básicos de Gabès. No decurso deste estudo, os membros entrevistados responderam ao nosso questionário de forma pessoal e anónima.

2. Ambiente e período de estudo :

Este estudo foi realizado no hospital universitário, no hospital militar e nos centros de saúde de base de Gabès durante os meses de fevereiro e março de 2023:

▶ Serviço de Urgência do Hospital Militar de Gabès
▶ Serviço de Urgência do Hospital Universitário de Gabès
▶ Departamento de Doenças Infecciosas, Hospital Universitário de Gabès

3. A população do estudo :

Neste estudo, seleccionámos uma população de 80 profissionais de saúde nos seguintes estabelecimentos de saúde:

❖Serviço de Urgência do Hospital Universitário de Gabès: 21
❖Serviço de urgência do hospital militar de Gabès: 9
❖Departamento de Doenças Infecciosas, Hospital Universitário, Londres Gabès: 11
❖CSSB Tbelbou: 4
❖CSSB Wassit: 7
❖CSSB Kattena: 8
❖CSSB Cité Al'Amal: 6
❖CSSB Manara: 3
❖CSSB Ghanouch: 5
❖CSSB Bouchamma: 6

4. Critérios de inclusão e não-inclusão :

4.1. Critérios de inclusão :

❖ Pessoal que trabalha nos serviços de urgência e nos centros de saúde básicos.

❖ O pessoal que estava presente quando o nosso inquérito foi efectuado.

❖ O pessoal que aceitou responder às nossas perguntas.

4.2. Critérios de não-inclusão :

❖ Pessoal que trabalha noutros serviços.

❖ A recusa declarada por alguns profissionais de saúde.

❖ Alguns funcionários estiveram ausentes durante o período de estudo.

5. Recolha de dados :

Este estudo foi realizado através de um questionário constituído por 21 questões: uma secção de identificação com 5 questões; 3 secções com 6 questões abertas e 10 questões fechadas. Foram colocadas 3 questões para o estudo do conhecimento dos enfermeiros sobre a mordedura animal, 11 questões para o estudo do grau de implementação do protocolo de controlo da raiva e 2 questões para o estudo das medidas preventivas. O alvo foram 80 profissionais de saúde que trabalham no hospital universitário, no hospital militar e nos centros de saúde básicos de Gabès.

6. Processo de recolha de dados :

Estivemos presentes nos serviços em causa para informar os potenciais empregados sobre o estudo (contexto e objectivos). De seguida, distribuímos o questionário aos que aceitaram participar. Cada membro do pessoal demorou, em média, 15 minutos a responder às diferentes partes do questionário.

7. Captura e análise de dados :

Os dados foram recolhidos manualmente. A introdução de dados foi efectuada com recurso a equipamento informático (2 computadores), digitados no Microsoft Office Word 2010 e processados no Microsoft Office Excel 2010. Os resultados estão representados em Excel e Word.

II. MATERIAIS E MÉTODOS PARA O QUESTIONÁRIO ÀS VÍTIMAS

1. Pesquisar citação :

Este é um estudo descritivo que inclui vítimas de mordeduras de animais distribuídas por diferentes centros de cuidados de saúde básicos em Gabès: Tbelbou, Wassit, Kattena, cité Al'Amal, Manara, Ghanouch. Incluímos também as vítimas atendidas no serviço de urgência do Hospital Universitário de Gabès. No decurso deste estudo, os membros entrevistados responderam ao nosso questionário de forma pessoal e anónima.

2. Ambiente e período de estudo :

Este estudo foi realizado no Hospital Universitário de Gabès e nos centros de saúde de base durante os dois meses de fevereiro e março de 2023. Os serviços incluídos no nosso estudo foram os seguintes:
► O serviço de urgência
► Centros de saúde básicos

3. A população do estudo :

Neste estudo, incluímos uma população de 75 vítimas de mordeduras de animais nos serviços de urgência do Hospital Universitário de Gabès e dos centros de saúde de base.

❖ Serviço de Urgência do Hospital Universitário de Gabes: 31
❖ CSSB Tbelbou: 5
❖ CSSB Wassit: 17
❖ CSSB Kattena: 8
❖ CSSB citou Al'Amal : 6
❖ CSSB Manara: 3
❖ CSSB Ghanouch: 5

4. Critérios de inclusão e de não inclusão :

4.1. Critérios de inclusão :

✓ Idade >18 anos
✓ Consentimento do doente

4.2. Critérios de não-inclusão :

✓ Idade <18 anos

✓ Recusa em participar no estudo

✓ A deficiência mental impossibilita a recolha de todas as informações necessárias.

5. Recolha de dados :

Este estudo foi efectuado através de um questionário composto por 18 perguntas: uma parte de identificação composta por 6 perguntas, uma segunda parte de 12 perguntas (contendo 3 perguntas abertas e 9 perguntas fechadas) para o estudo do conhecimento da raiva entre as vítimas de mordeduras de animais, visando as vítimas do hospital universitário e dos centros de saúde básicos de Gabès.

6. Processo de recolha de dados :

Estivemos presentes nos departamentos relevantes para informar as potenciais vítimas sobre o estudo (contexto e objectivos). De seguida, distribuímos o questionário às pessoas que aceitaram participar. Cada pessoa demorou em média 10 minutos a responder às várias partes do questionário.

7. Captura e análise de dados :

Os dados foram recolhidos manualmente. A entrada de dados foi efectuada com recurso a equipamento informático (2 computadores), digitados no Microsoft Office Word 2010 e processados no Microsoft Office Excel 2010. Os resultados foram representados com recurso ao Excel e ao Word.

III. ANÁLISE E RESULTADOS DO QUESTIONÁRIO AO PESSOAL

Durante o nosso período de estudo, foram incluídos 80 profissionais de saúde.

A. dados sociodemográficos

1. Repartição do pessoal por sexo :

Verificámos que a maioria da população estudada era do sexo feminino (54%), com um rácio de sexo (M/F) de 0,6 (Figura 1).

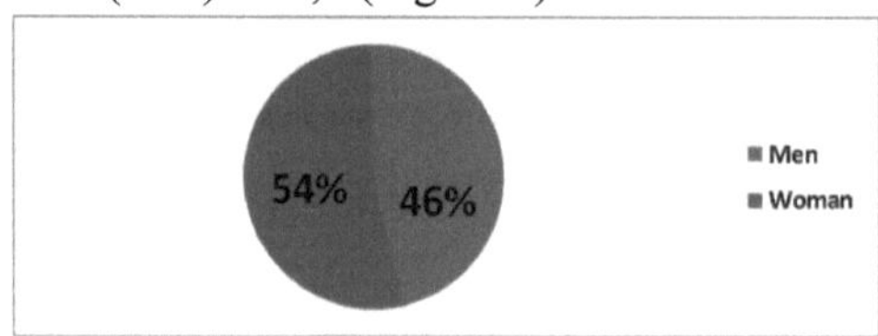

Figura 1: Repartição do pessoal por género

2. Repartição do pessoal por idade :

De acordo com os nossos resultados, quase metade da população tinha mais de 40 anos (46%) (Figura 2).

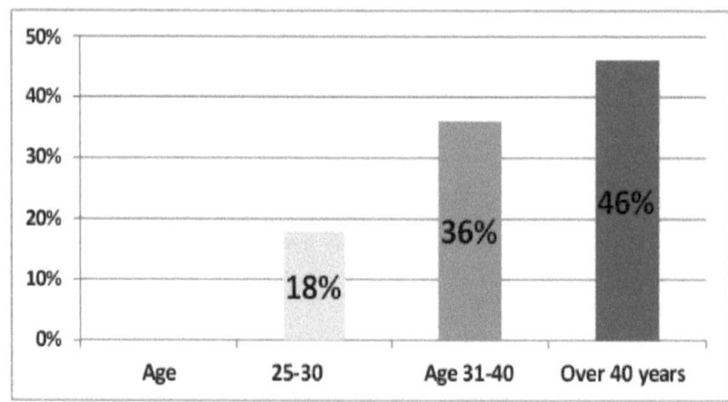

Figura 2: Repartição do pessoal por idade

3. Repartição do pessoal por antiguidade de trabalho :

A maioria dos enfermeiros inquiridos (47%) exercia a sua atividade há mais de 10 anos (Figura 3).

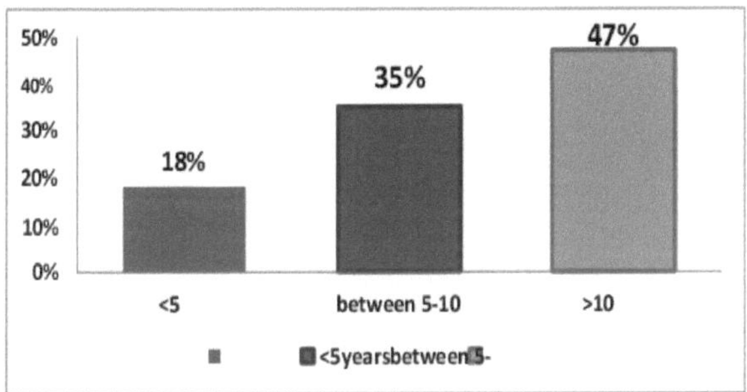

Figura 3: Repartição do pessoal por tempo de serviço

4. Repartição do pessoal por departamento hospitalar :

Verificámos que metade do pessoal interrogado (50%) t r a b a l h a v a no serviço de urgência (Figura 4).

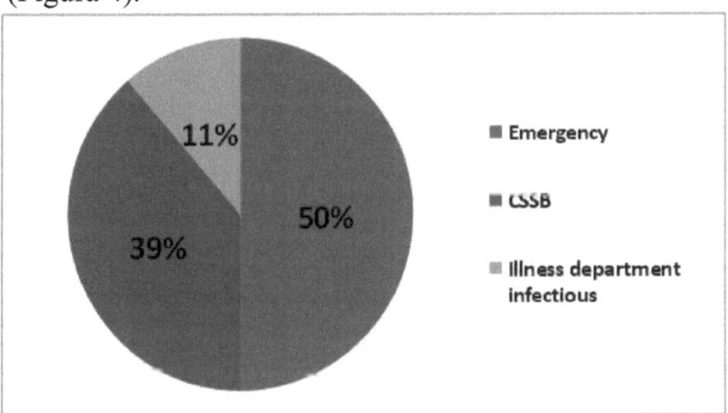

Figura 4: Repartição do pessoal por serviço hospitalar

B. **Estudo dos conhecimentos dos enfermeiros sobre a raiva :**

1. Repartição do pessoal de acordo com a participação em acções de formação prévias relativas ao programa nacional de luta contra a raiva:

No nosso estudo, 80% do pessoal inquirido não tinha recebido formação sobre o programa nacional de controlo da raiva (Figura 5).

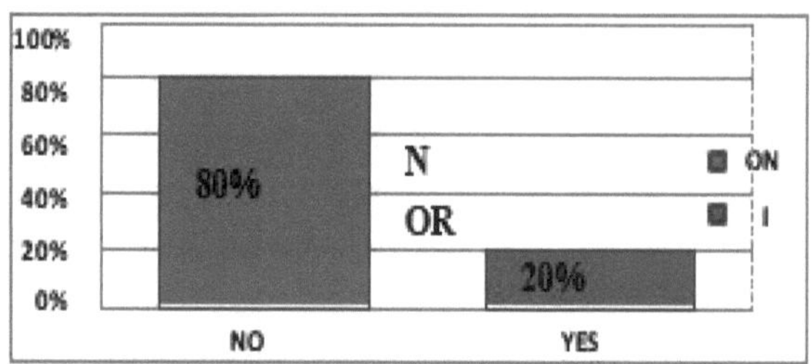

Figura 5: Repartição do pessoal por participação em acções de formação anteriores relacionadas com o programa nacional de luta contra a raiva

No nosso estudo, metade do pessoal inquirido (50%) tinha recebido formação sobre o programa nacional de controlo da raiva no departamento do SME (Figura 6).

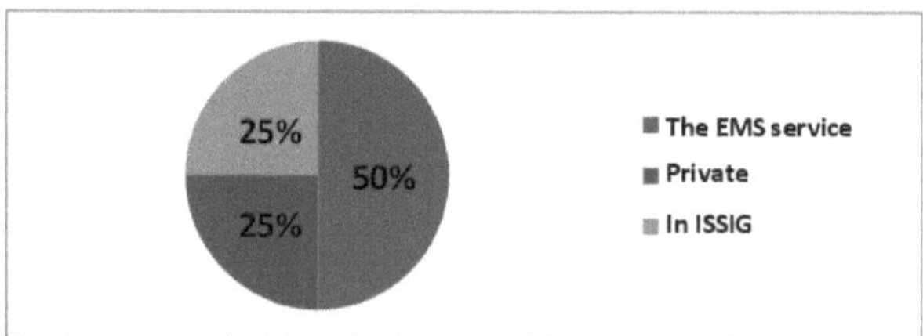

Figura 6: Distribuição do pessoal por centro de formação para o programa nacional de controlo da raiva

2. Distribuição do pessoal de acordo com a responsabilidade da escolha do protocolo de controlo da raiva:

A maioria do pessoal (70%) respondeu que a escolha do protocolo de controlo da raiva é uma responsabilidade puramente médica (figura 7).

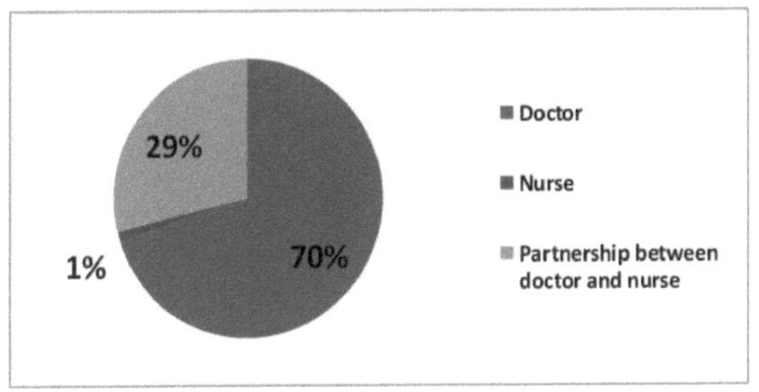

Figura 7: Repartição do pessoal por responsabilidade na escolha do protocolo

3. Repartição dos enfermeiros por tipo de cuidados caso de raiva humana :

A maioria do pessoal (86%) não tinha lidado anteriormente com um caso de raiva humana (Figura 8).

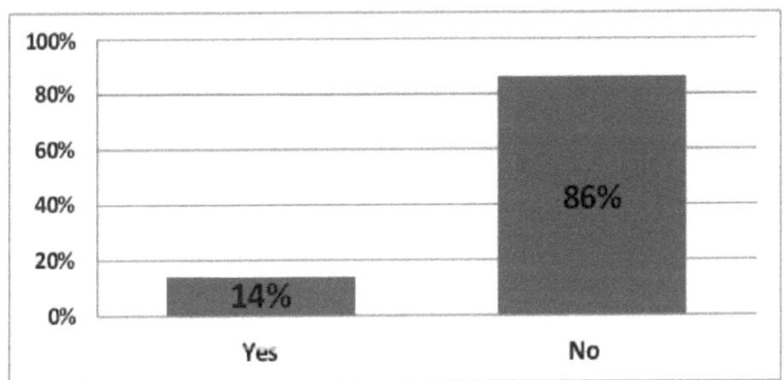

Figura 8: Distribuição do pessoal de acordo com o tratamento anterior de um caso de raiva humana

C. Estudo do grau de aplicação de um protocolo de controlo da raiva :
1. Distribuição do pessoal de acordo com a presença de um cartaz do protocolo de controlo da raiva no estabelecimento de saúde:

A partir destes resultados, observamos que 68% dos enfermeiros questionados tinham um cartaz do protocolo de controlo da raiva no seu estabelecimento de saúde (Figura 9).

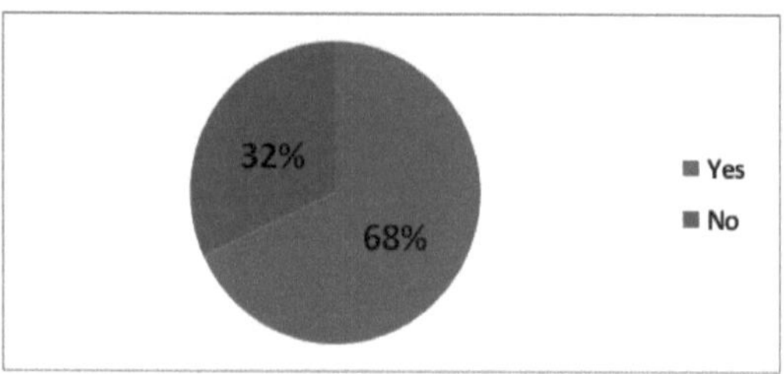

Figura 9: Distribuição do pessoal por presença de um cartaz do protocolo de controlo da raiva no seu estabelecimento de saúde

Na ausência deste cartaz, os restantes participantes mencionaram as seguintes formas de lidar com a situação (Quadro 1):

Tabela 1: Distribuição do pessoal de acordo com as medidas a tomar na ausência de um cartaz do protocolo de controlo da raiva no estabelecimento de saúde

O que fazer	Força de trabalho	Percentagem
Contactar o médico gestor	24	83%
Ao memorizar o protocolo	3	10%
Procurar o protocolo em redes sociais	2	7%
Total	29	100%

2. Distribuição do pessoal de acordo com a disponibilidade dos recursos necessários para aplicar o protocolo de controlo da raiva:

A maioria dos estabelecimentos de saúde (60%) dispunha dos recursos de saúde necessários para aplicar corretamente o protocolo de controlo da raiva (Figura 10).

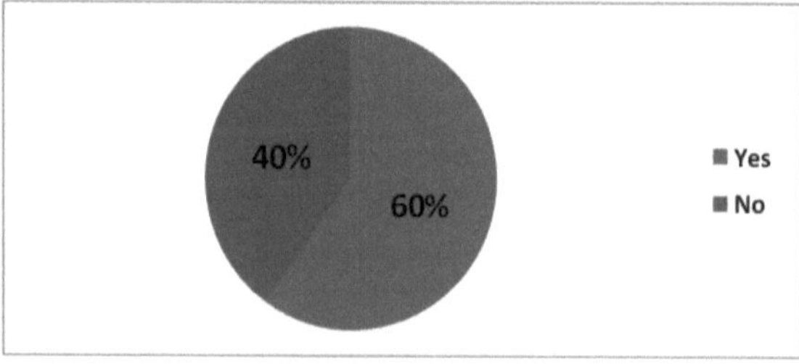

Figura 10: Distribuição do pessoal de acordo com a disponibilidade dos recursos necessários para aplicar os protocolos de controlo da raiva

No entanto, uma percentagem considerável (40%) identificou os recursos que faltavam (Quadro 2):

Quadro 2: Repartição dos efectivos por falta de recursos

	Força de trabalho	Percentagem
Equipamento de assepsia	20	62.5%
Soro antirrábico	8	25%
Água da torneira	4	12.5%
Total	32	100%

3. Distribuição do pessoal de acordo com o grau de cumprimento do protocolo de controlo da raiva :

A maioria do pessoal (34%) tinha um nível médio de cumprimento dos protocolos de controlo da raiva (cerca de 50%) (figura 11).

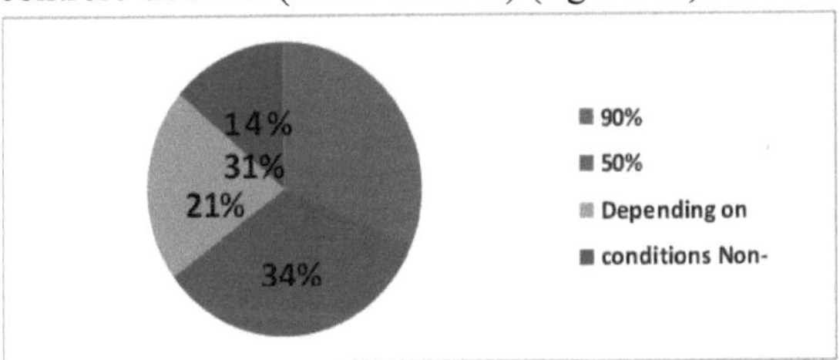

Figura 11: Repartição do pessoal por grau de cumprimento do protocolo de controlo da raiva

4. Distribuição do pessoal por obstáculos encontrados na execução dos protocolos de controlo da raiva:

A maioria do pessoal interrogado (44%) afirmou que a sua carga de trabalho constituía um obstáculo importante à aplicação aceitável do protocolo de controlo da raiva, apesar da presença dos recursos necessários (figura 12).

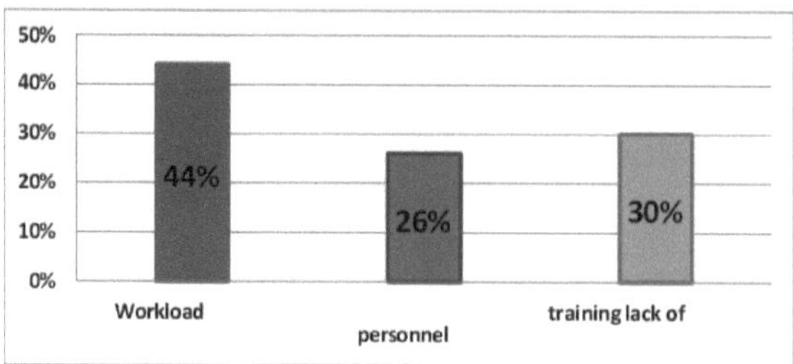

Figura 12: Repartição do pessoal por obstáculos encontrados na execução dos protocolos de controlo da raiva

5. Distribuição do pessoal de acordo com a ação de primeira linha a tomar em caso de mordedura de um animal :

De acordo com os enfermeiros inquiridos, "administrar o soro antirrábico" é a primeira coisa a fazer perante um doente mordido por um animal (36%) (Figura 13).

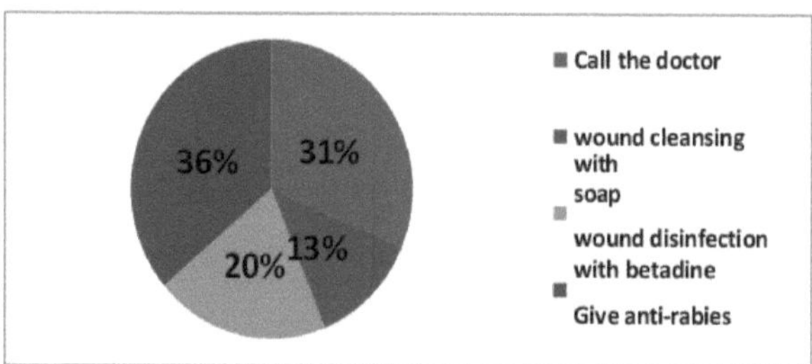

Figura 13: Distribuição do pessoal de acordo com a primeira ação a tomar em caso de mordedura de um animal

6. Distribuição do pessoal de acordo com o facto de a limpeza de feridas ser efectuada como tratamento de primeira linha.

Dos 80 funcionários incluídos no nosso estudo, verificámos que apenas 32% tinham lavado a ferida como tratamento de primeira linha após a mordedura (Figura 14).

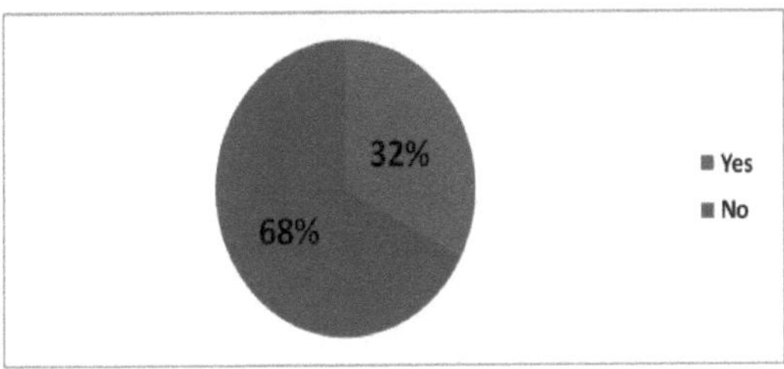

Figura 14: Distribuição do pessoal de acordo com o facto de a limpeza da ferida ter sido efectuada como tratamento de primeira linha

Os tempos de lavagem diferiram de um funcionário para outro (Tabela 3):

Tabela 3: Distribuição do pessoal por duração da limpeza da ferida

Tempo de lavagem	Força de trabalho	Percentagem
Menos de 2 minutos	20	77%
Entre 5 e 10 minutos	4	15%
15 minutos	2	8%
Total	26	100%

7. Repartição do pessoal de acordo com o desempenho do ensaio da Besredka antes da infiltração:

Verificámos que a maioria dos enfermeiros (74%) não efectuou o Besredka antes da infiltração (Figura 15). Definem o teste Besredka como "um teste a efetuar antes da infiltração para detetar a alergia ao soro antirrábico".

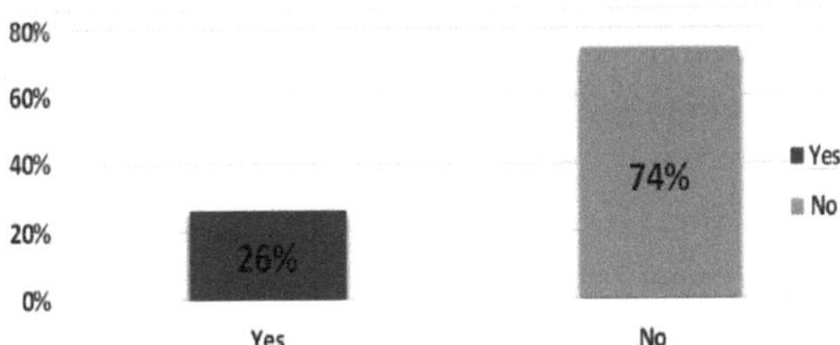

Figura 15: Distribuição do pessoal de acordo com o desempenho do teste Besredka antes da infiltração

8. Repartição do pessoal por tipo de cuidados prestados a um doente alérgico ao soro antirrábico:

A maior parte do pessoal (38%) respondeu que, em caso de alergia ao soro antirrábico, o doente deve ser internado na unidade de cuidados intensivos e a ferida deve ser infiltrada (Figura 16).

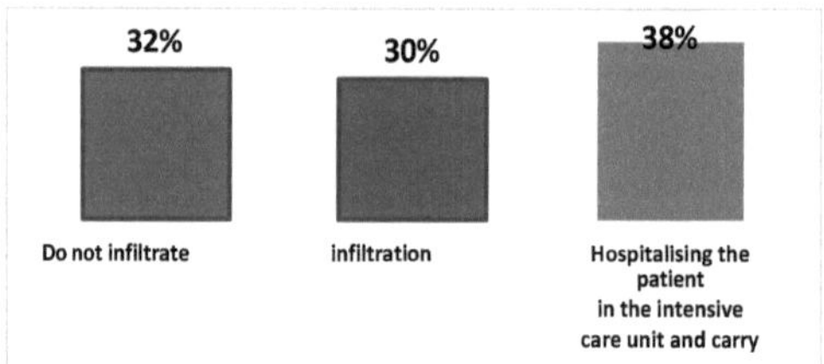

Figura 16: Distribuição do pessoal de acordo com o que fazer se um doente for alérgico ao soro antirrábico

9. Repartição do pessoal por local de infiltração do soro antirrábico:

A maior percentagem de enfermeiros (48%) respondeu que a infiltração é feita à volta da ferida e por via intramuscular (Figura 17).

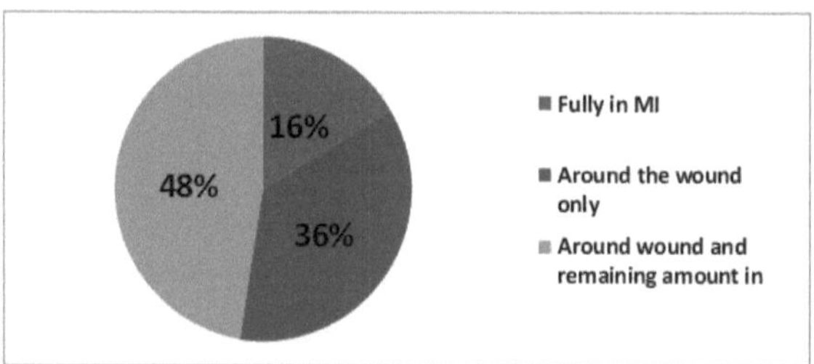

Figura 17: Repartição do pessoal por local de infiltração

10. Distribuição do pessoal de acordo com a aplicação da infiltração em caso de mordedura numa região sensível ou ricamente inervada:

A maioria dos enfermeiros (76%) respondeu que não efectuava uma infiltração no caso de uma picada numa zona sensível ou ricamente inervada (Figura 18).

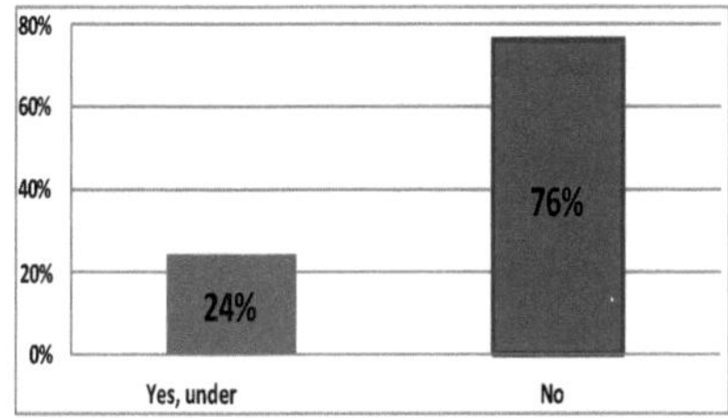

Figura 18: Distribuição do pessoal de acordo com a aplicação da infiltração em caso de mordedura numa zona sensível ou ricamente inervada

11. Distribuição do pessoal de acordo com a prática de sutura e m caso de ferimento grave :

A maioria dos profissionais inquiridos (61%) respondeu que não suturava feridas de grandes dimensões (Figura 19).

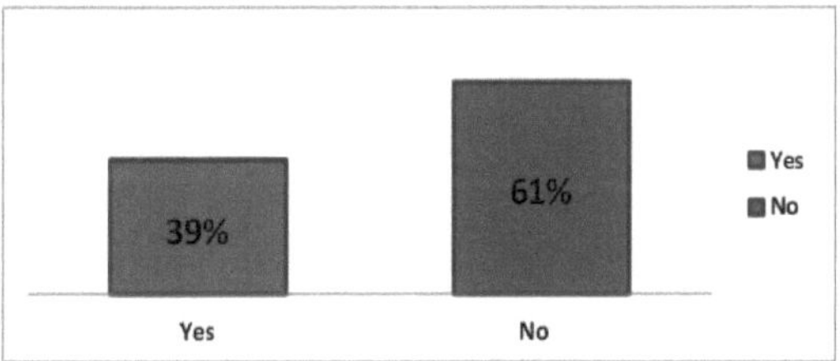

Figura 19: Distribuição do pessoal por técnica de sutura para feridas graves

O pessoal entrevistado definiu as situações em que a sutura é possível (Quadro 4)

Tabela 4: Distribuição do pessoal de acordo com as possíveis situações de sutura

	Força de trabalho	Percentagem
24 horas após a picada	29	59%
Pontos de reconciliação se ferida superior a 7 cm	20	41%
Total	49	100%

D. **Estudo das medidas de prevenção :**

1. Repartição do pessoal por formação dos doentes :

Concluímos que a maioria do pessoal (66%) não estava consciente da importância da educação dos doentes (Figura 20).

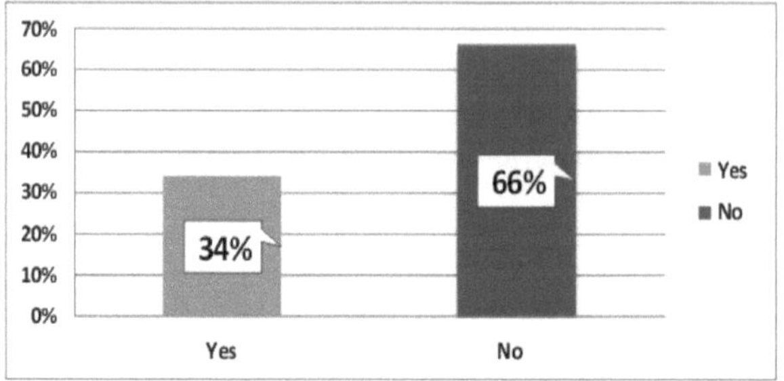

Figura 20: Distribuição do pessoal de acordo com a educação dos doentes

Os temas educativos mencionados pelo pessoal foram :
*Limpeza imediata da ferida após uma mordedura de animal
*Importância de chegar rapidamente para vacinar
*Seguir o calendário de vacinação adequado.

2. Distribuição do pessoal de acordo com as medidas a tomar em caso de atraso na vacinação dos doentes:

No nosso inquérito, 62% dos funcionários responderam "Não tenho nada a fazer, não é a minha função". Desta forma, é possível evitar a "responsabilidade" em caso de atraso na vacinação dos doentes (Figura 21).

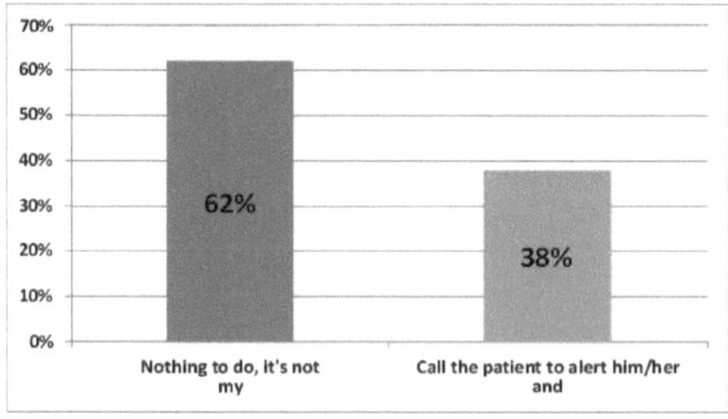

Figura 21: Distribuição do pessoal por ação a tomar em caso de atraso na vacinação dos doentes

IV. ANÁLISE DOS RESULTADOS DO QUESTIONÁRIO DA POPULAÇÃO VÍTIMA

Durante o nosso período de estudo, foram incluídos 75 participantes que tinham sido mordidos por um animal.

1. Dados sócio-demográficos :

1.1. Repartição das vítimas por idade :

Na nossa população-alvo, o grupo etário dos 30-35 anos foi o mais frequente (41%) (Tabela 5).

Quadro 5: Repartição das vítimas por idade

Idade da fração	Força de trabalho	Percentagem (%)
[18-30[	29	39
[30-35[	31	41
35 anos ou mais	15	20
Total	75	100

1.2. Repartição das vítimas por género :

A maioria dos doentes entrevistados era do sexo masculino (64%), com um rácio de sexo (M/F) de 2,84 (Figura 22).

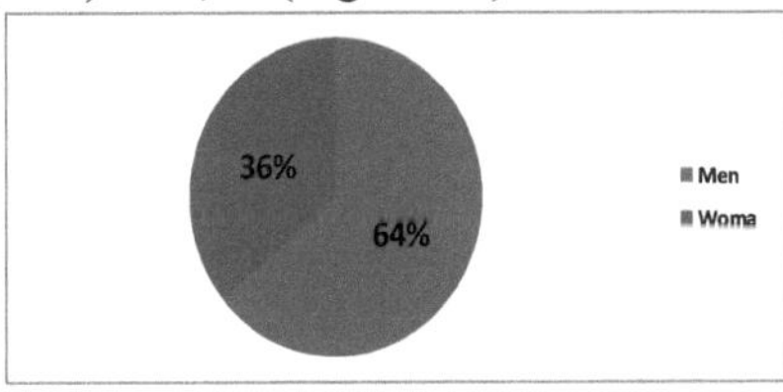

Figura 22: Repartição das vítimas por género

1.3. Repartição da população victme por origem geográfica :

A maioria dos participantes era de zonas urbanas (60%) (Figura 23).

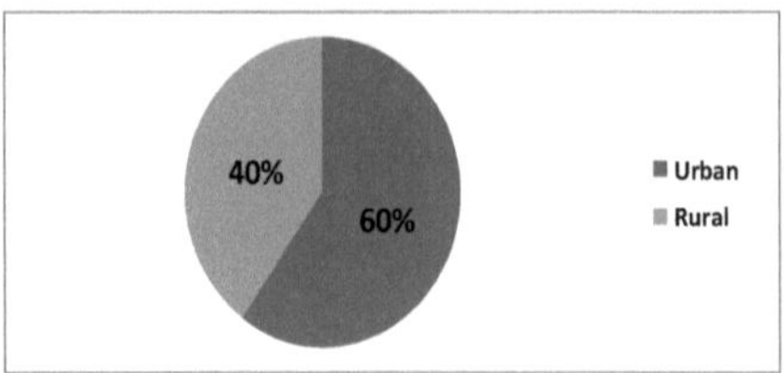

Figura 23: Repartição das vítimas por origem geográfica

1.4. Repartição da população das victme por nível de ensino :

A maioria dos inquiridos não tinha mais do que o ensino primário (60%) (Figura 24).

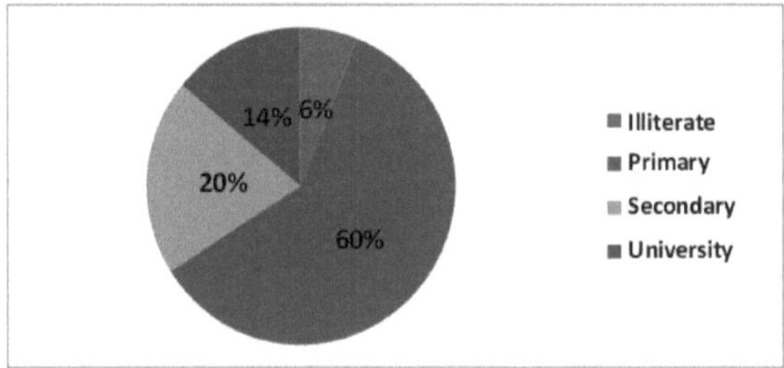

Figura 24: Repartição das vítimas por nível de ensino

1.5. Repartição da população das victme por profissão :

Dos inquiridos, 42% eram profissionalmente activos (Figura 25). Além disso, 26% desta categoria eram trabalhadores por conta própria (Quadro 6):

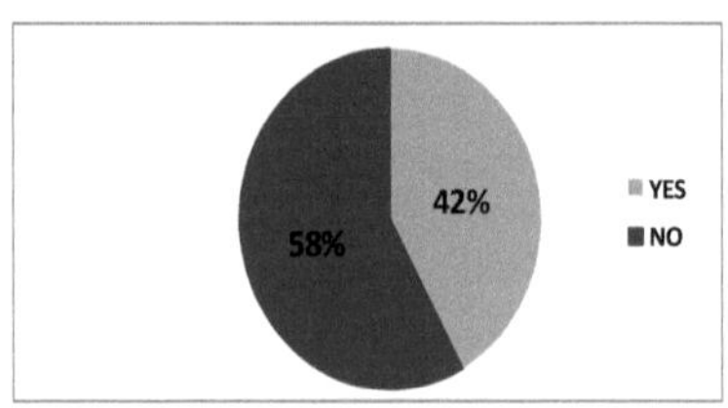

Figura 25: Repartição das vítimas por profissão Tabela 6: Repartição das vítimas por profissão

Profissão	Força de trabalho	Percentagem
Executivo sénior	5	19%
Executivo sénior	1	4%
Direção intermédia	12	44%
Trabalhador	2	7%
Profissão liberal	7	26%
Total	27	100%

1.6. Repartição da população vitoriana por nível socioeconómico :

A maioria dos doentes   do estudo (55%) tinha um nível socioeconómico médio (Figura 26).

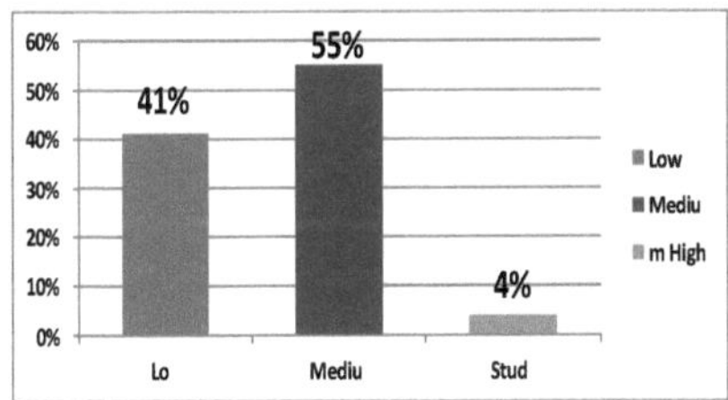

Figura 26: Repartição das vítimas por nível socioeconómico

2. Estudo do conhecimento da população vítima sobre as mordeduras de animais:

2.1. Distribuição da população vitoriana de acordo com o conhecimento do risco fatal da raiva:

Com base nestes resultados, verificámos que a maioria da população vítima (73%) pensava que a Raiva era uma doença fatal (Figura 27).

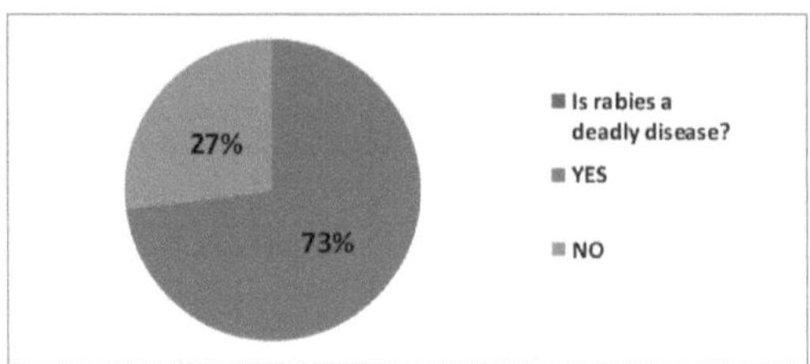

Figura 27: Distribuição da população vítima de acordo com o conhecimento do risco fatal da raiva

2.2. Distribuição das vítimas de acordo com o conhecimento do transmissor da raiva animal

De acordo com estes resultados, a maioria dos participantes (60%) pensou que a raiva só pode ser transmitida por cães (Figura 28).

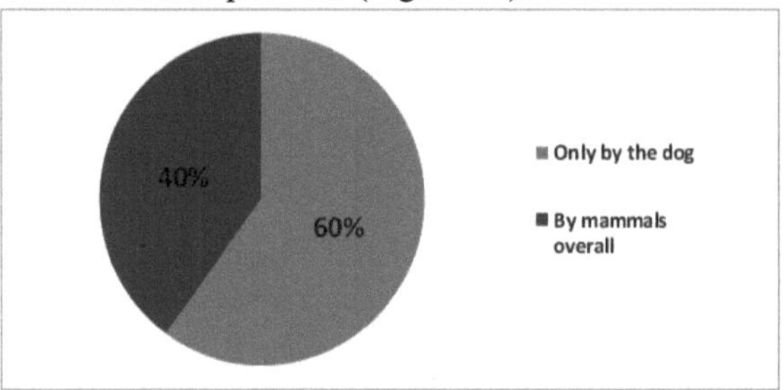

Figura 28: Distribuição da população vítima de acordo com o conhecimento do animal responsável pela transmissão da raiva

2.3. Distribuição da população vitoriana de acordo com a transmissão da raiva de pessoa para pessoa:

Verificámos que a maioria da população vítima (83%) concordou com a possibilidade de transmissão da raiva de humano para humano (Figura 29).

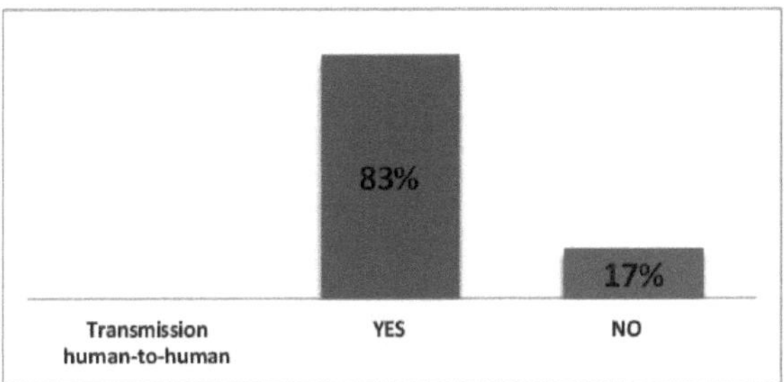

Figura 29: Distribuição da população vítima de acordo com o conhecimento da transmissão da raiva entre humanos

2.4 Distribuição da população vitoriana de acordo com a possibilidade de contrair raiva a partir de um objeto lambido por um animal raivoso:

Mais de metade (61%) concordou com a possibilidade de contrair raiva durante o contacto com um objeto lambido por um animal raivoso (Figura 30).

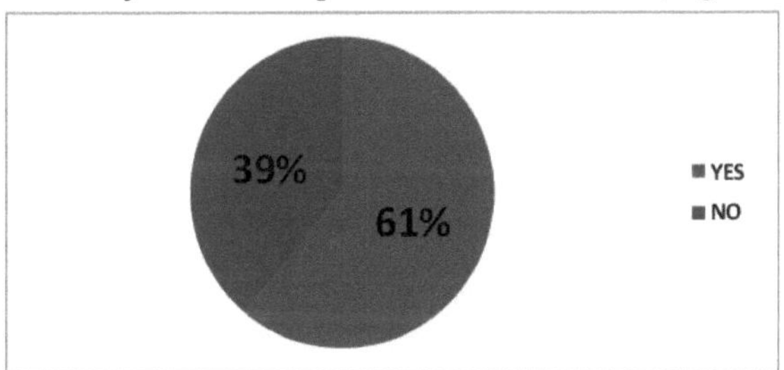

Figura 30: Distribuição da população vítima de acordo com a possibilidade de contrair raiva a partir de um objeto lambido por um animal raivoso

2.5 Distribuição da população vitoriana de acordo com o conhecimento dos sinais sugestivos de raiva:

No nosso estudo, 25% dos participantes votaram em todas as propostas apresentadas que evocavam a raiva (Figura 31).

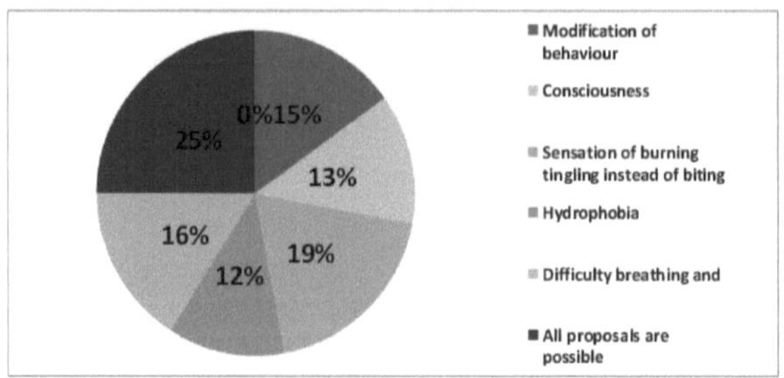

Figura 31: Distribuição da população vítima de acordo com a escolha dos sinais de raiva humana

2.6 Distribuição da população de Victoria de acordo com a resposta de primeira linha a uma mordedura de um animal suspeito de raiva:

Dos 75 participantes, 55% deslocar-se-iam ao centro de saúde mais próximo se fossem mordidos por um animal suspeito (Figura 32).

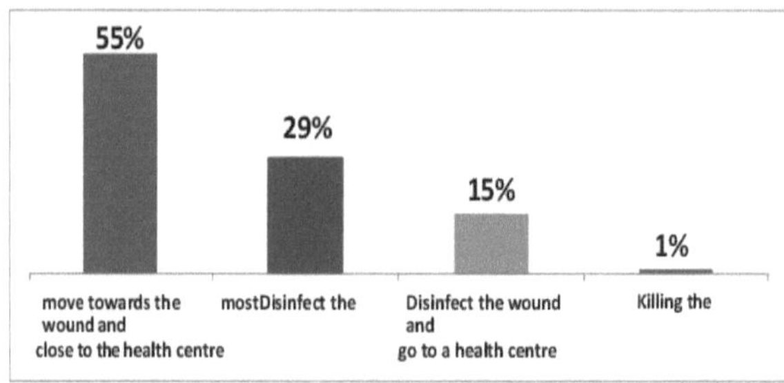

Figura 32: Distribuição dos participantes de acordo com a resposta de primeira linha a uma mordedura de um animal suspeito de raiva

2.7 O primeiro ponto de contacto em caso de mordedura de um animal:

A maioria dos participantes (69%) iria ao serviço de urgência em caso de mordedura de um animal (Figura 33).

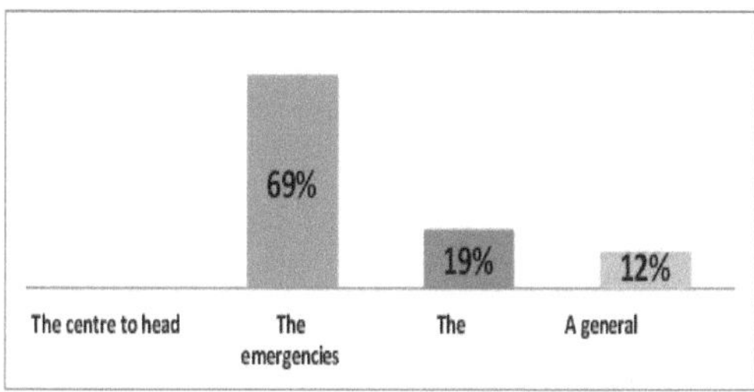

Figura 33: Distribuição dos participantes de acordo com o primeiro centro a que se dirigem em caso de mordedura de um animal

2.8 Repartição da população de vitimas por hora de chegada para a vacinação anti-rábica:

54% dos participantes chegaram para a vacinação no mesmo dia (D0) após a picada (Figura 34).

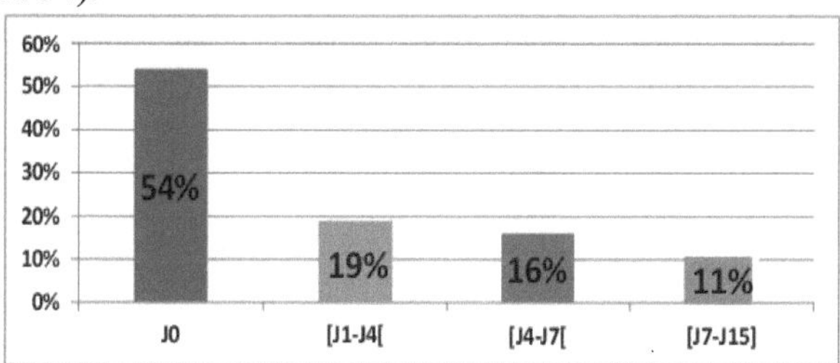

Figura 34: Distribuição dos participantes de acordo com a hora de chegada para a vacinação anti-rábica

2.9 Distribuição da população de victme de acordo com a realização da limpeza da ferida pós-mordedura:

Verificámos que 56% dos participantes não lavaram a ferida imediatamente após uma mordedura (Figura 35).

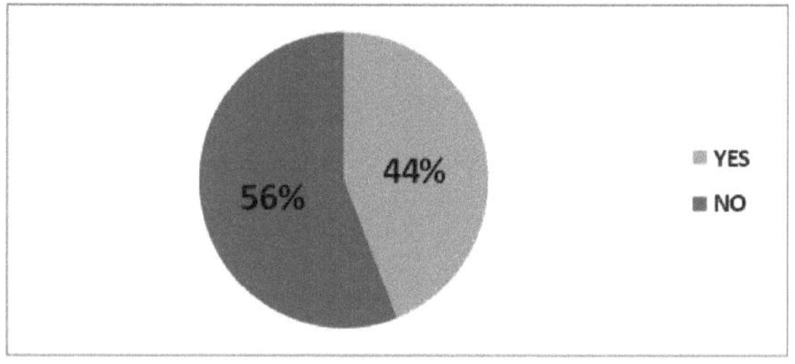

Figura 35: Distribuição dos participantes de acordo com a forma como efectuavam a limpeza da ferida

O produto de limpeza variava de um participante para outro. O produto mais utilizado foi a água com sabão de Marselha (52%) (Figura 36).

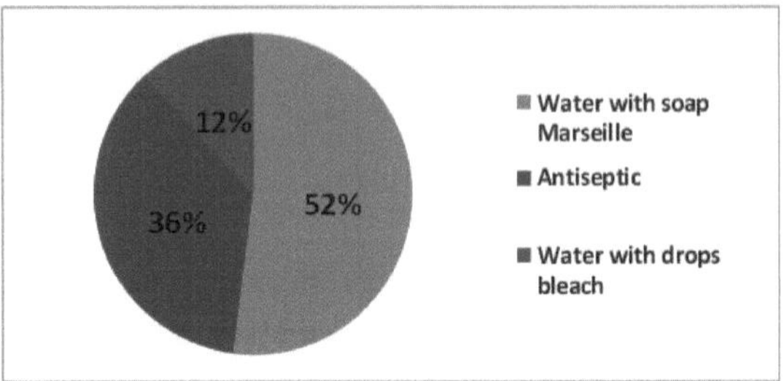

Figura 36: Distribuição dos participantes de acordo com o produto de lavagem utilizado

De acordo com os nossos resultados, a duração da lavagem não foi a mesma para todos os participantes: A partir deste gráfico, podemos ver que mais de metade (52%) lavou o carro pelo menos uma vez por semana, durante um máximo de 2 minutos (Figura 37).

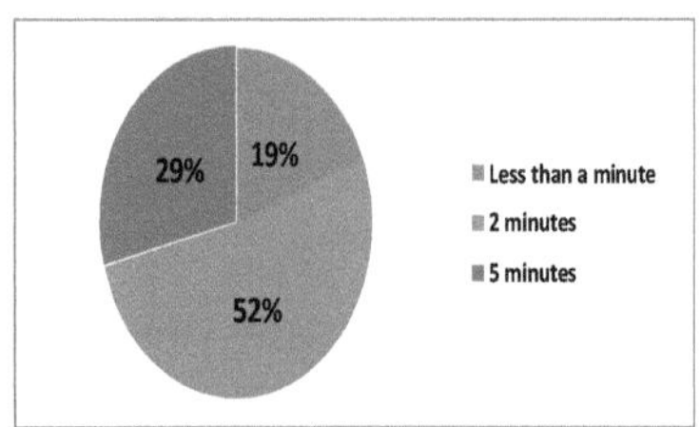

Figura 37: Distribuição dos participantes de acordo com a duração da limpeza da ferida

2.10 Repartição da população das vitimas segundo o calendário de vacinação de reforço :

Verificámos que a percentagem mais elevada (58%) foi a dos participantes que cumpriram o calendário de vacinação de reforço (Figura 38).

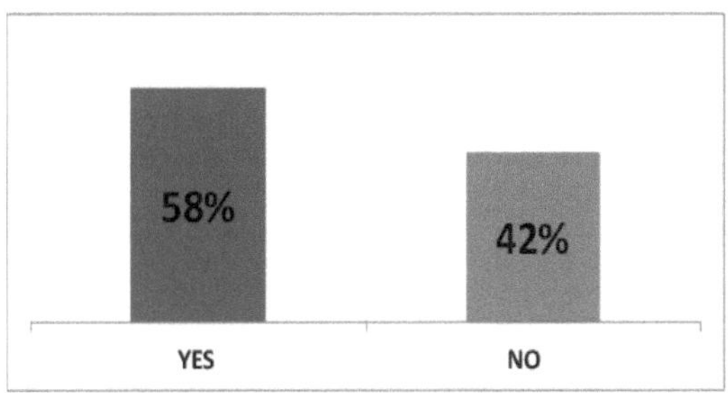

Figura 38: Distribuição dos participantes segundo o seguimento das vacinas de reforço de acordo com o calendário de vacinação

Os restantes participantes (42%) apontaram as seguintes razões para não dar seguimento ao processo: irresponsabilidade (41%), falta de transporte (34%) e carga de trabalho (25%) (Figura 39).

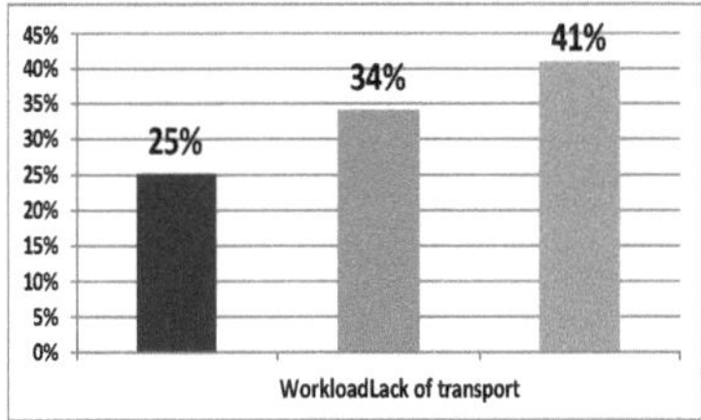

Figura 39: Repartição dos participantes por motivo de não comparência às vacinações de reforço

2.11 Repartição da população vitoriana de acordo com o número d e consultas veterinárias solicitadas em casos de suspeita de raiva:

Verificámos que 53% das vítimas tinham sido visitadas por veterinários em caso de suspeita de raiva animal (Figura 40).

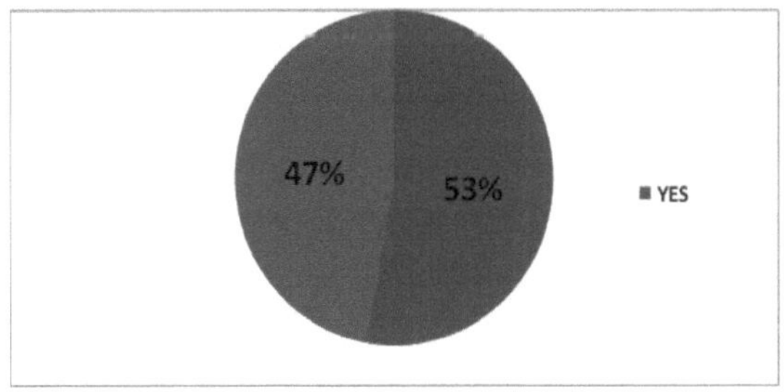

Figura 40: Distribuição dos participantes de acordo com as visitas veterinárias efectuadas em casos de suspeita de raiva

2.12 Repartição da população de vítimas de acordo com o conhecimento da notificação obrigatória da raiva:

Verificámos que a maioria (88%) votou a favor da declaração obrigatória em casos de raiva (Figura 41).

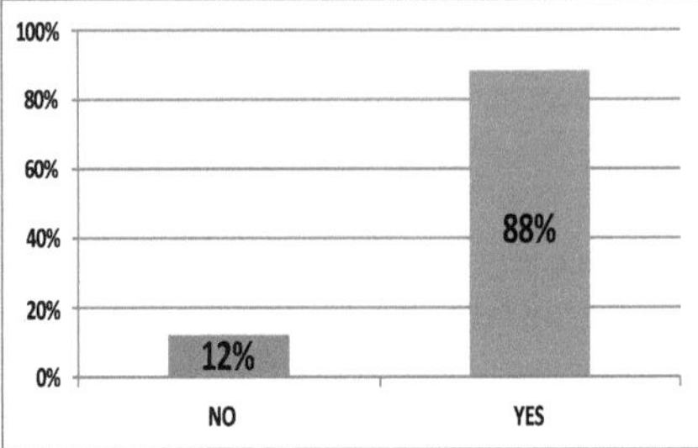

Figura 41: Distribuição dos participantes de acordo com o conhecimento da obrigação de notificar casos de raiva

V. INFORMAÇÕES GERAIS SOBRE A RAIVA

1. Definição :

A raiva é uma antropozoonose que pode afetar todos os animais de sangue quente, que são simultaneamente reservatórios e vectores do vírus da raiva. A raiva é uma encefalomielite fatal cujos agentes etiológicos estão agrupados no género Lyssavirus [4]. Após um longo período de incubação, a doença caracteriza-se por uma encefalomielite, geralmente fatal, que se acompanha geralmente de sinais de excitação, agressividade ou paralisia. A raiva é uma doença de declaração obrigatória [5].

2. Sintomas

A sintomatologia permanece muito artificial nas diferentes espécies susceptíveis devido às duas formas extremas (furiosa e paralítica), cujas variações e combinações são concebíveis [6].

2.1. Em cães :

Existem dois tipos possíveis de raiva em cães:

✓ **Raiva furiosa:** dura 1 a 2 meses e depois evolui em 3 fases:

-Fase prodrómica: os primeiros sinais da raiva são simples mudanças nos hábitos do animal. O cão fica ansioso e menos obediente. Esta fase dura 24 horas.

- Fase de estado: há um aparecimento simultâneo ou sucessivo de sinais psicológicos, agressivos e nervosos. O cão está agitado e preocupado, depois acalma-se subitamente e deita-se; a voz do cão muda. Emite um uivo abafado e rouco, com dois tons que representam o "grito de raiva"; o animal torna-se então furioso e agressivo, mordendo tudo o que vê. Esta agressividade é realçada pelo sinal do pau. O cão foge em linha reta, com os olhos esgazeados, num estado de confusão. psicomotora e morde se for impedido de fugir. A faringe fica paralisada causando dificuldade em engolir e baba.

- Fase terminal: A paralisia ascendente começa no trem posterior e leva à morte rápida em 4 ou 5 dias. [7].

•Raiva paralítica ou muda: caracteriza-se pelo aparecimento de uma infeção causada por paralisia. Com a mandíbula caída, o cão não pode morder, comer,

beber ou gritar. Esta forma silenciosa é rara e desenvolve-se ao longo de 4 dias
[8].

2.2. Nos seres humanos :

A raiva nos seres humanos apresenta-se como meningoencefalite aguda (Aubry
et al., 2001)[6]. O período de incubação depende do local da mordedura. Em 85%
dos casos, dura entre 35 e 90 dias. As fases prodrómicas da doença duram 2 a 4
dias. Os sintomas são essencialmente sensoriais: dor na zona picada,
formigueiro, tristeza profunda, crises de choro sem motivo, procura de
isolamento. A temperatura pode aumentar de 1 a 3 graus. Durante o período de
estado, as perturbações de carácter acentuam-se. O doente, extremamente
angustiado, é vítima de alucinações e de dores irradiadas. A temperatura pode
atingir rapidamente os 41-42°C. Os sintomas apresentam-se sob diversas
formas:

❖**A forma espástica**, caracterizada por contracções e tremores violentos. Os
estímulos sensoriais como a luz, o som ou o tato desencadeiam espasmos muito
dolorosos, nomeadamente da laringe, alterando a voz e tornando a deglutição
dolorosa. A hidrofobia é um sintoma muito comum. caraterístico do ser humano.
No final, aparecem as perturbações bulbares. A inteligência do doente mantém-
se intacta até ao coma final. A morte ocorre em 2 a 10 dias.

❖**A forma paralítica** pode começar por uma monoplegia, uma paraplegia ou
uma paralisia. Nesta forma, o diagnóstico é particularmente difícil quando não
existe a noção de mordedura e no caso de regiões onde a raiva é escassa ou
inexistente. A morte ocorre mais tarde por paralisia respiratória quando a região
bulbar é afetada.

❖**A forma demencial caracteriza-se** por uma agressividade exacerbada com
acessos de loucura delirante, progredindo rapidamente para o coma e a morte
[9].

1.3 Tratamento :

Nos animais, não foi declarado qualquer tratamento para a raiva [10], mas nos
seres humanos, foram experimentadas várias terapias, tais como a utilização de
soros anti-rábicos após a exposição, que é um tratamento específico, e também a
injeção de interferões, que é inespecífica. No entanto, até à data, a raiva
clinicamente declarada é sempre fatal [11]. Para o tratamento local de feridas
onde há risco de infeção, os primeiros socorros consistem em eliminar o vírus da
raiva no local da infeção por meios químicos ou físicos. É necessária uma

limpeza imediata com água e sabão, seguida de enxaguamento com água. Em seguida, aplicar álcool a 40-70%, tintura de iodo ou uma solução de iodo, que deve ser complementada por um tratamento sob controlo médico, de acordo com o protocolo definido pela OMS com o tratamento misto sero-vacinal, que deve ser rigorosamente seguido pelo médico assistente. O protocolo inclui 4 injecções e 2 doses de reforço subcutâneas aos 30 e 90 dias da vacina após a administração do soro antirrábico imediatamente após a mordedura, pelo que existe um tratamento local, seroterapia anti-rábica e vacinação anti-rábica.

❖ **Tratamento local das lesões :**

► Lavar imediatamente o assento com água abundante. a exposição.

► Aplicar um produto letal ao vírus da raiva.

► Não suturar imediatamente a ferida.

❖ **Seroterapia anti-rábica :**

► Antes de qualquer administração de um soro antirrábico heterólogo, recomenda-se a realização de um teste de sensibilidade cutânea utilizando o método Besredka.

► Quando indicado, o soro da raiva deve ser utilizado topicamente na seguinte dose de 40 UI por kg de peso corporal.

❖ **Vacinação anti-rábica :**

• A vacina deve ser reconstituída com uma ampola de solvente por dose. Uma vez reconstituída, a vacina deve ser utilizada imediatamente.

• Via de administração: a vacina deve ser administrada por via intramuscular, salvo indicação em contrário:

► Nos adultos: no músculo deltoide.

► Nas crianças com menos de 4 anos: nos quadríceps.

► Excecionalmente em caso de contraindicação da a via intramuscular, pode ser utilizada a via subcutânea.

• Os tratamentos são classificados em quatro tipos de protocolos denominados: **A1, A2, B1 e B2 (Figura 42)**.

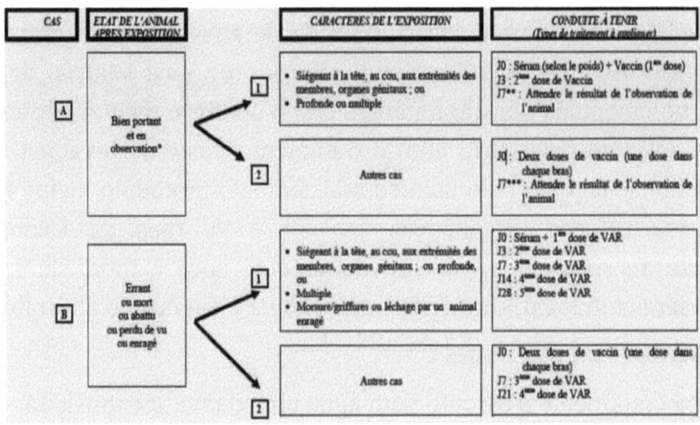

Figura 42: Protocolo de controlo da raiva

VI. ESTUDO DOS CONHECIMENTOS DE ENFERMAGEM SOBRE A RAIVA

1.Dados sócio-demográficos :

1.1 Sexo :

Durante o período de estudo, foram incluídos 80 funcionários. O rácio entre os sexos foi de 0,6, indicando uma predominância de mulheres (54% de mulheres). Um inquérito realizado na Indonésia, com uma amostra de 153 enfermeiros, revelou igualmente uma predominância de mulheres, com um rácio de 0,3 entre os sexos, o que é coerente com o nosso estudo [12]. Por outro lado, os resultados de um inquérito realizado em Djaména junto de 86 profissionais de saúde revelaram que a maioria deles eram homens (64,8%) [13].

1.2. Idade :

Durante o nosso inquérito, verificámos uma predominância de pessoas com mais de 40 anos (46%). Este facto é semelhante aos resultados encontrados no mesmo estudo em Djaména (67% entre os 40 e os 50 anos, com uma média de idades de 47 ± 10,07 anos) [13]. Num estudo semelhante realizado em Marrocos, verificaram que a idade média dos participantes era de 42 ± 13 anos (com extremos que variavam entre 27 e 53 anos). Dois terços (n = 107; 65%) dos enfermeiros encontravam-se na faixa etária dos 20-49 anos. [14].

1.3 Antiguidade :

Em termos de antiguidade, a maioria do pessoal tinha mais de 10 anos de serviço (47%), enquanto os resultados de um inquérito realizado em Marrocos mostraram que mais de dois terços dos 4168 funcionários tinham mais de 10 anos de serviço (antiguidade média = 12,6 ± 8,3 anos) [14].

1.4 Serviços :

O nosso questionário foi aplicado a 80 pessoas e distribuído aos dois serviços do Hospital Universitário de Gabès (serviço de urgência e serviço de doenças infecciosas); foi também distribuído aos centros de saúde básicos e ao hospital militar. Os serviços de urgência representavam a maior parte da nossa população (50%), o que está de acordo com os resultados encontrados em Bali, na Indonésia, onde 77% do pessoal efectuava o seu trabalho no serviço de urgência [12].

2. Estudo dos conhecimentos dos enfermeiros sobre a raiva e do grau de aplicação do protocolo de controlo da raiva:

1.   Estudo dos conhecimentos dos enfermeiros sobre a raiva

1.1 Treino contra a raiva :

A classificação do pessoal de acordo com a participação em formação prévia relativa ao programa nacional de controlo da raiva mostrou que (80%) do pessoal interrogado não tinha recebido formação. Isto pode explicar as falhas na gestão de casos em risco de contrair raiva humana que foram notificados na Tunísia, e as mortes de alguns casos. Inquéritos franceses mostraram que 73% dos enfermeiros tinham recebido formação em gestão do risco da raiva [15].

c:> **A raiva é um programa nacional e é essencial que o pessoal envolvido neste protocolo participe em acções de formação contínuas para se manter atualizado em relação a quaisquer alterações ao protocolo, bem como a novos desenvolvimentos nos cuidados e na prevenção para melhorar os resultados.**

1.2 A escolha do protocolo :

70% do pessoal afirmou que a escolha do protocolo era da responsabilidade conjunta do médico e do enfermeiro. Apenas 1% dos participantes afirmou que o enfermeiro era responsável pela escolha do protocolo antirrábico.

c:> **A escolha do protocolo é da responsabilidade do médico, mas pode ser feita em colaboração com o enfermeiro, uma vez que o 1er contacto com a vítima é com o enfermeiro.**

2. Estudar o grau de execução do protocolo antirrábico:

2.1 O cartaz do protocolo :

No que diz respeito à distribuição do pessoal de acordo com a presença de um cartaz do protocolo antirrábico no seu estabelecimento de saúde, observámos que a maioria dos enfermeiros questionados (68%) tinha um cartaz do protocolo nas salas de tratamento dos seus departamentos, enquanto os restantes enfermeiros (32%) afirmaram que não havia cartazes do protocolo. Isto representa um problema para as boas práticas e para a execução correcta do protocolo. Na ausência dos cartazes, os enfermeiros mencionaram a alternativa de contactar o médico responsável para gerir a situação (83%). Em Toronto, o Ministro da Saúde publicou as Normas de Saúde Pública do Ontário:

Requirements for Programs, Services and Accountability (as Normas) ao abrigo da secção 7 do Health Protection and Promotion Act (HPPA) para especificar a importância da presença de cartazes sobre o protocolo da raiva nos serviços de saúde. De facto, a presença do cartaz é obrigatória nos departamentos [16]. Num estudo semelhante realizado na Arábia Saudita, 87% do pessoal declarou que os cartazes do protocolo de controlo da raiva e os cartazes de sensibilização estavam presentes nos serviços de urgência e nos serviços de doenças infecciosas [17].

c:> **É necessário que o cartaz do protocolo seja afixado nas instalações do para facilitar a aplicação, melhorar os cuidados e evitar complicações.**

2.2. Médias de saúde :

No nosso estudo, a maioria dos participantes (60%) dispunha dos recursos de saúde necessários para aplicar o protocolo antirrábico. O inquérito realizado pela Agence National de Sécurité des Médicaments et des Produits de Sante (Agência Nacional de Segurança dos Medicamentos e dos Produtos de Saúde) em Saint Denis, França, apresentou resultados semelhantes aos nossos (57%): tinham os recursos de saúde necessários para aplicar o protocolo de controlo da raiva [18].No entanto, uma percentagem considerável (40%) identificou uma falta de recursos, essencialmente uma falta de equipamento assético (sabão, álcool, Betadine), tendo em conta que a assepsia e a lavagem reduzem a possibilidade de contrair raiva em 40%, e 25% mencionaram uma falta de soro antirrábico, que é considerado um dos instrumentos mais importantes para a prevenção da contaminação por raiva.

2.3. O grau de execução do protocolo :

A distribuição do pessoal de acordo com o grau de cumprimento do protocolo de controlo da raiva mostrou que a maioria do pessoal (34%) tinha um grau de cumprimento deste protocolo de cerca de 50%; e que uma percentagem considerável (14%) dos participantes não cumpriu corretamente o protocolo. Estes resultados não foram consistentes com os encontrados em Djaména, onde 77% do pessoal cumpriu o protocolo de controlo da raiva na ordem dos 90% [13].

2.4. A primeira linha de defesa é :

No que se refere à distribuição do pessoal de acordo com a ação de primeira linha a tomar em caso de mordedura de um animal, verificámos que a rubrica "administrar soro antirrábico" foi a mais frequentemente escolhida (36%).

Apenas 13% do pessoal lavou a ferida com água e sabão. Verificámos também que (20%) dos enfermeiros desinfectaram a ferida com Betadine, mas isso não foi suficiente. Num estudo semelhante realizado no serviço de urgência do Canadá, verificou-se que, assim que as vítimas de mordeduras de animais chegavam, as primeiras coisas a fazer eram: i) lavar as feridas em 70% dos casos, ii) não fazer nada em 20% e iii) aplicar cuidados tradicionais como a desinfeção da ferida (com Betadine, álcool, etc.). ...) em 7,4% dos casos [19].

c:> **Lavar a ferida com água e sabão é a primeira medida a tomar em caso de mordedura de um animal (1er).**

2.5. Tempo de lavagem :

Entre os 80 funcionários incluídos no nosso estudo, verificámos que apenas (32%) lavaram a ferida como primeira linha de defesa após a mordedura, e verificámos que a duração da lavagem diferia de um funcionário para outro. Verificámos que a maioria (60%) concluiu a lavagem em menos de 2 minutos e que apenas 10% dos inquiridos demoraram 15 minutos a lavar a ferida. Num estudo canadiano, 67% dos profissionais lavaram a ferida entre 7 e 15 minutos, o que não é consistente com os nossos resultados [19].

2.6. O teste Besredka :

O teste de Besredka é um teste pré-infiltração para detetar a alergia ao soro antirrábico. No nosso estudo, verificámos que a maioria dos enfermeiros (74%) não realizava este teste antes da infiltração. Este facto pode causar uma série de problemas anafiláticos e pode ser a causa de morte em alguns indivíduos que desenvolveram alergia ao soro da raiva. Um estudo indiano referiu que 66% dos enfermeiros não efectuaram o teste Besredka antes da infiltração do soro da raiva [20].

Este teste é considerado uma responsabilidade médico-legal.

No que respeita à atitude a tomar perante um doente alérgico ao soro antirrábico, verificámos que a maioria dos profissionais (38%) respondeu que o doente devia ser internado na unidade de cuidados intensivos e que a ferida devia ser infiltrada. Os resultados de um estudo realizado na Índia mostraram resultados semelhantes, com 47% do pessoal a afirmar que era necessário internar o doente na unidade de cuidados intensivos e infiltrar a ferida com um monitor metastático, dado o risco de choque anafilático [21].

c:> **Se um doente for alérgico ao soro antirrábico, a vacinação e o internamento na unidade de cuidados intensivos para a infiltração e a monitorização regular do seu estado.**

2.7. A via de vacinação :

A infiltração deve ser efectuada à volta da ferida e por via intramuscular. No nosso estudo, a maior percentagem de enfermeiros (48%) respondeu que a infiltração é efectuada à volta da ferida e por via intramuscular. Os resultados de um inquérito efectuado na Índia foram semelhantes e mostraram que, segundo 44% dos enfermeiros, a infiltração é feita à volta da ferida e o resto é feito por via intramuscular [21].

A dose da vacina, que é a mesma para adultos e crianças, deve ser administrada por via intramuscular (IM):

- Nos adultos: no músculo deltoide (terço superior do braço a meio do V deltoide)

- Nas crianças com menos de 4 anos: a dose total é injectada no quadríceps (terço médio da face anterolateral externa da coxa). Em casos excepcionais em que a via IM é contra-indicada (pessoas que tomam anticoagulantes, hemofílicos, etc.), pode ser utilizada a via subcutânea (s/c): no terço inferior da face posterior do antebraço, comprimindo o local da injeção durante 5 minutos.
c:> **A infiltração deve ser efectuada à volta da ferida e o resto por via intramuscular.**

No que diz respeito à distribuição do pessoal de acordo com a aplicação da infiltração em caso de picada numa região sensível ou ricamente inervada, os nossos resultados mostraram que a maioria dos enfermeiros (76%) respondeu não aplicar a infiltração em caso de picada numa região sensível ou ricamente inervada.

2.8. A sutura :

De acordo com o nosso estudo, 61% dos funcionários inquiridos responderam que não suturaram uma ferida grande. Os resultados de um estudo indiano mostraram que 78% dos funcionários suturaram após a mordedura, o que não é consistente com os nossos resultados [20].
Não suturar imediatamente a ferida. No entanto, se a sutura for inevitável, só deve ser efectuada algumas horas após a administração local de

imunoglobulina anti-rábica, utilizando um número muito limitado de pontos.

.3 Estudo das medidas de prevenção :

A aplicação correcta do protocolo é o principal meio de prevenção da raiva humana. Além disso, para limitar o aparecimento de novos casos de raiva, as vítimas devem ser corretamente informadas sobre as mordeduras e as primeiras medidas a tomar. Para tal, a sensibilização e a educação do público devem ser reforçadas através dos meios de comunicação social e de campanhas de sensibilização, com o objetivo de reduzir a incidência da raiva humana. No nosso estudo, a distribuição do pessoal de acordo com a educação dos doentes mostrou que a maioria do pessoal (66%) desconhecia a importância da educação dos doentes. Os temas de educação mencionados pelo pessoal foram :

*Lavar a ferida imediatamente após uma mordedura de animal,

*A importância de chegar atempadamente para a vacinação

*A importância de seguir o calendário de vacinação correto.

3.1 O que fazer se a vacinação estiver atrasada :

No que diz respeito à distribuição do pessoal de acordo com as medidas a tomar em caso de atraso na vacinação dos doentes, 62% do pessoal respondeu "Não tenho nada a fazer, não é da minha responsabilidade". A segunda resposta foi "É da nossa responsabilidade e temos de o declarar e chamar o doente para iniciar o protocolo" em 48% dos casos.

c:> **A responsabilidade do enfermeiro não se limita à lavagem e à vacinação, mas também a desempenhar um papel fundamental na educação, na sensibilização, no controlo e mesmo na avaliação da eficácia do tratamento. do grau de eficácia do tratamento e da vacina administrados. Isto permite-nos melhorar os cuidados e reduzir a morbilidade e a mortalidade associadas.**

c:> **Por conseguinte, é necessário reorganizar as tarefas nos estabelecimentos e assegurar a formação contínua do pessoal. Além disso, não podemos esquecer de fornecer os materiais necessários para a correcta execução do protocolo.**

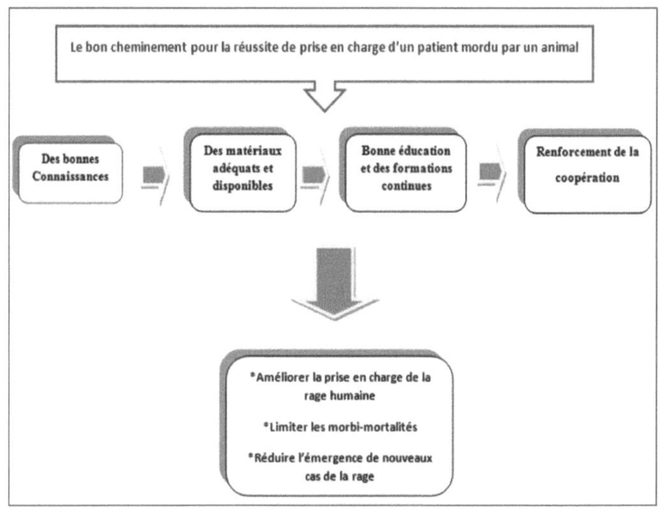

3. Estudo dos conhecimentos relacionados com a raiva em vítimas de mordeduras de animais :

1. Dados sócio-demográficos :

1.1. Sexo:

Durante o período de estudo, foram incluídos 75 doentes. A proporção entre os sexos foi de

2. 84 a favor de uma predominância masculina (74% de homens). Esta predominância foi igualmente observada num estudo realizado com 1000 vítimas hospitalizadas na cidade de Bamako (predominância masculina de 90% com um rácio de sexo de 0,9) [22]. Num estudo descritivo realizado em Bizerte, 64% das 348 vítimas que participaram no inquérito eram mulheres. [23].

1.2. Idade:

No nosso estudo, 41% dos inquiridos situavam-se na faixa etária dos 30-35 anos. Num estudo realizado na cidade de Bamako [22], 71% das vítimas tinham menos de 30 anos.

1.3. Origem geográfica :

De acordo com os resultados do nosso estudo, 60% dos indivíduos eram de origem urbana, enquanto que no estudo efectuado na cidade de Bamako, 86% dos participantes eram de origem rural [22].

c:> Podemos concluir que a origem geográfica difere de um estudo para outro, o que pode dar um argumento adicional de que a Raiva não está limitada a uma área geográfica, apesar da diferença nas condições de vida.

1.4. Nível de ensino :

No que diz respeito ao nível de escolaridade da população estudada, concluímos que 60% dos indivíduos estudados não tinham mais do que o ensino primário, e estes resultados não são consistentes com os resultados de um estudo efectuado na cidade de Cotonou, onde o nível de ensino primário de 259 pessoas constituía apenas 12,3% da população [24]. No entanto, num outro estudo realizado na cidade de Bamako, a predominância do nível primário era acentuada e igual a 72% [22].

c:> Com base nestes dados, constatamos que a predominância do nível Um fator que pode explicar as dificuldades ou a má implementação do protocolo de controle da Raiva é o fato de não haver prevenção primária da Raiva na população vítima.

1.5. Nível socioeconómico :

De acordo com os nossos resultados, a maioria dos indivíduos incluídos tinha um nível socioeconómico médio (55%) e esta predominância também foi observada num estudo realizado em Bizerte (68,5%) [23].

c:> O estatuto socioeconómico é um fator chave no sucesso da gestão de mordeduras. De facto, o aspeto material é um pilar importante do tratamento. para completar a via de cuidados da Raiva.

2.Estudo da sensibilização para a raiva entre as vítimas de mordeduras de animais:
2.1.O risco fatal da raiva:

No nosso estudo, verificámos que (73%) dos indivíduos incluídos não pensavam que a raiva era uma doença fatal. Esta maioria também foi encontrada num inquérito a 348 participantes em Bizerte (87,6%) [23].

c:> Um dos factores de risco para a mortalidade causada pela raiva e para os atrasos no tratamento é o desconhecimento da gravidade da doença e dos elevados custos envolvidos. consequências e mortalidade desta doença.

2.2. O animal que transmite a raiva :

No nosso estudo, 60% dos participantes pensaram que a raiva é transmitida apenas por cães. No estudo de Bizerte, a maioria (67,4%) estava ciente de que a raiva pode ser transmitida por outras espécies para além dos cães [23].

c:> **Estes resultados nos permitiram confirmar que a ignorância da população vítima da epidemiologia e dos modos de transmissão da Raiva representava um risco importante para a propagação da Raiva hoje.**

2.3. Transmissão da raiva de pessoa para pessoa :

De acordo com os nossos resultados, verificámos que a maioria da população vítima (83%) pensava que existia a possibilidade de transmissão da raiva de pessoa para pessoa, o que está de acordo com um estudo realizado em Abidjan, onde a maioria (61%) dos inquiridos afirmou a existência de transmissão da raiva de pessoa para pessoa [25].

c:> **De acordo com os dados da OMS, a transmissão entre humanos por mordedura ou saliva é teoricamente possível, mas nunca foi confirmada e não foram registados casos em todo o mundo.**

2.4. Sinais de raiva em humanos:

Com relação aos sinais sugestivos de raiva, em nosso estudo encontramos distúrbios comportamentais (15%) e hidrofobia (12%). No estudo efectuado em Abidjan, os mesmos sinais foram descritos com uma percentagem de 20% [25].

c:> **Esta concordância entre dois estudos diferentes sobre os sinais sugestivos de raiva no ser humano permitiu-nos confirmar um nível aceitável de conhecimento sobre a doença em estudo, o que permitirá alertar precocemente para esta doença, para que seja tratada o mais rapidamente possível.**

2.5. O que fazer em primeira instância após uma mordedura de um animal :

Quando estudámos a resposta de primeira linha a uma mordedura, encontrámos os seguintes resultados: encaminhamento para uma unidade de saúde (55%), desinfeção da ferida (29%), desinfeção da ferida e encaminhamento para um centro de saúde (15%), matar o animal (1%). No estudo de Cotonou, a equipa encontrou os mesmos cursos de ação, mas com percentagens diferentes: encaminhamento para uma unidade de saúde, desinfeção da ferida e encaminhamento para um centro de saúde. (84,6%), lavagem e desinfeção da ferida (0,8%), encaminhamento para um centro de saúde com lavagem da ferida (0,4%), abate do animal (1,9%) [24].

c:> **Apesar do fato de que o curso de ação correto era "desinfeção da ferida e encaminhamento para um centro de saúde", ela não teve a maior porcentagem em diferentes estudos. Isso pode explicar as deficiências no manejo, com uma possibilidade significativa de aumentar o risco de morbidade e mortalidade relacionadas à raiva.**

2.6. O primeiro sítio a ir se tiver sido mordido por um animal:

No nosso estudo, os resultados diferiram de um participante para outro relativamente ao primeiro centro a que se dirigiram após uma mordedura de animal: 69% foram ao serviço de urgência, 12% consultaram um médico e 19% foram a um centro de saúde básico. Entre 89 membros inquiridos num estudo realizado em Bizerte, 47,2% foram ao hospital, 6,7% consultaram um médico e 41,6% foram a um centro de saúde básico [23].

c:> **Com base nesta comparação, verificámos que a maioria da população vítima estava consciente da importância dos cuidados prestados no**

Foram considerados como o melhor centro para o tratamento adequado da raiva, dada a falta do equipamento necessário nos centros de saúde básicos.

2.7. O dia de chegada para a vacinação:

No nosso estudo, a maioria dos participantes (54%) chegou para a vacinação no dia da picada (D0), enquanto noutro estudo realizado em Abidjan, mais de (50%) dos participantes chegaram após 5 dias do incidente [25].

c:> **A elevada percentagem de pessoas que foram vacinadas no mesmo dia em que foram mordidas, tal como referido pela população vítima, mostrou que estavam conscientes da importância de receber tratamento rapidamente para garantir cuidados melhores e mais eficazes.**

2.8. Lavar a ferida :

No nosso estudo, 56% dos participantes não lavaram as suas feridas. Isto é semelhante ao estudo efectuado em Abidjan, onde 60% dos participantes inquiridos não lavavam as suas feridas. No mesmo estudo (Abidjan), para aqueles que lavaram as suas feridas, o produto mais utilizado foi o álcool durante não mais de dois minutos (64%). No entanto, verificámos que a maioria utilizava água com sabão de Marselha (52%) durante um máximo de 5 minutos

[25].

**c:> A negligência na lavagem e desinfeção da ferida, primeiro passo essencial
no tratamento de uma mordedura, pode ser responsável pelo aparecimento
de casos de raiva. No que respeita ao produto utilizado para a lavagem, é
essencial que não seja inadequado e que a duração seja insuficiente. Todos
estes factores podem influenciar a qualidade do tratamento da raiva.**

2.9. Vacinação de seguimento após a picada :

No que diz respeito ao seguimento da vacinação de reforço após a mordedura, a
maioria dos nossos participantes tinha tomado todas as doses recomendadas de
acordo com o calendário de vacinação (43%), enquanto o estudo efectuado em
Bamako mostrou que a maioria dos participantes não tinha seguido a vacinação
pós-exposição (80%). [22]

Os restantes participantes (42%) explicaram a sua não comparência pelas
seguintes razões: irresponsabilidade (41%), falta de transporte (34%) e carga de
trabalho (25%). No entanto, num estudo realizado em Cotonou, 260
participantes entrevistados deram as seguintes explicações: falta de transporte
(70%), carga de trabalho (15%), sem motivo declarado (15%). [24]

**c:> Uma porcentagem da população vitimada não vacinada foi bastante
importante, o que nos dá uma visão da importância da responsabilidade da
vítima em cumprir todas as etapas do protocolo de controle da Raiva.**

2.10. Visitas veterinárias:

No estudo de Bamako, 51,2% dos participantes levaram o animal ao veterinário,
o que também está de acordo com os nossos resultados, em que a percentagem
foi de cerca de 53%. [22]

**c:> Podemos concluir que existe uma consciência da importância da
vacinação dos animais transmissores da raiva para limitar a cadeia de
transmissão e evitar o aparecimento de novos casos.**

2.11. Declaração obrigatória de raiva :

Entre 235 participantes da pesquisa na cidade de Cotonou, mais da metade
(55%) não considerava a Raiva como uma doença de notificação obrigatória
[24]. No nosso estudo, no entanto, verificámos que a maioria (88%) estava
ciente da obrigação de notificar qualquer caso confirmado de raiva.

**c:> De acordo com estes resultados, os inquiridos estão conscientes da
gravidade da raiva e consideram-na como um problema de saúde de**

notificação obrigatória, de modo a tomar medidas e prevenir o risco de uma epidemia, mas também para analisar a evolução desta doença ao longo do tempo e adaptar as políticas de saúde pública às necessidades da população.

4. Papel da enfermagem na profilaxia da raiva :

Os enfermeiros, enquanto profissionais de saúde, têm um papel vital a desempenhar na prevenção da raiva, sensibilizando a população-alvo através de :

► Incentivar o público a vacinar os animais transmissores, que é a estratégia mais rentável para prevenir a raiva nos seres humanos, uma vez que interrompe a transmissão na fonte. Além disso, a vacinação de cães reduz a necessidade de profilaxia pós-exposição.

► Informar os adultos e as crianças sobre o comportamento e os sinais clínicos sugestivos de raiva nos mamíferos e sobre a forma de prevenir as mordeduras. Este é um passo importante para garantir a eficiência dos programas de vacinação anti-rábica e reduzir a incidência da raiva em humanos, bem como os encargos financeiros do tratamento de mordeduras. Combater a raiva através de uma melhor educação da população-alvo sobre as primeiras medidas a tomar após um ataque de um animal capaz de transmitir a raiva, reforçando o conhecimento da comunidade sobre a raiva em termos das suas características, modo de transmissão, sinais clínicos em humanos e animais, a primeira linha de ação a tomar e a importância destas medidas para promover o sucesso do circuito de cuidados.

Assegurar uma gestão adequada através da aplicação do protocolo de controlo da raiva, respeitando as regras e recomendações pré-definidas para minimizar o risco de fracasso.

5. Pontos fortes e limitações :

a) Pontos fortes:

-A principal força do nosso estudo reside na sua originalidade. Não há muitos estudos na literatura tunisina que tenham focado o conhecimento de enfermeiros e vítimas de mordidas de animais e raiva.
-A raiva é um problema de saúde real que é frequentemente subestimado e negligenciado pelos profissionais de saúde, especialmente quando se trata de

raiva humana.

-A taxa de participação e de resposta aos questionários parece demonstrar o interesse demonstrado pelos doentes e pelos enfermeiros por este tema.

- Para as vítimas, traduzimos o questionário para árabe, o que melhora a relevância dos resultados, uma vez que os participantes podem responder às perguntas com mais calma.

- Em termos de sensibilização, produzimos brochuras e cartazes com todas as informações necessárias para prevenir a raiva.

b) Limitações:

-Devido à curta duração do estudo, foi possível recolher 75 vítimas de mordeduras e 80 funcionários. A interpretação e a generalização dos resultados a todos os profissionais de saúde tunisinos devem ser cuidadosamente discutidas, uma vez que o nosso estudo não foi enviado a todos os profissionais de saúde.

- No nosso estudo, o inquérito incidiu apenas sobre as vítimas e não sobre o resto da população.

- A nossa amostra contém uma distribuição desigual de homens e mulheres.

- Os dados do nosso estudo foram preenchidos pelos próprios participantes, o que pode representar um viés que é comum neste tipo de estudo. No entanto, este viés foi minimizado pela natureza anónima e confidencial do nosso estudo.

6. As recomendações :

❖Na sequência do nosso estudo sobre a raiva no hospital universitário, no hospital militar e nos centros de saúde básicos de Gabes, propomos as seguintes sugestões para reduzir o risco de contrair a raiva:

Quando uma pessoa esteve em contacto com um animal suspeito de ser raivoso, o enfermeiro deve recolher os dados seguintes:

o As circunstâncias do incidente:

- provocado ou não provocado

- onde ocorreu, etc.

- os nomes de outras pessoas que possam ter estado em contacto com o animal.

o Tipo de animal :

- animal selvagem: raposa, lobo

- animal de estimação: cão, gato.

o Tipo de contacto :

- com saliva, sangue, etc.

- morder, arranhar, lamber, etc.

o Se o animal for um animal de estimação :

- nome do proprietário

- imunização prévia do animal

Para serem eficazes, as diferentes medidas de controlo devem basear-se nos seguintes elementos

■Reforçar o controlo da raiva nos cães.

■Sensibilização do público e dos proprietários de carnívoros domésticos fora do Dia Mundial da Raiva.

■Educar as pessoas para controlarem a saúde dos seus animais de estimação.

■Educar as crianças sobre os comportamentos de risco a evitar no local de trabalho. Presença de animais domésticos nas escolas e colégios.

Estamos também a propor a produção de brochuras e cartazes nos centros de saúde e hospitais para sensibilizar e insistir na prevenção.

A raiva é uma zoonose que pode afetar todos os animais de sangue quente. O homem é uma vítima acidental, geralmente por ter sido mordido, arranhado ou lambido numa ferida por um animal raivoso. Caracteriza-se por um período de incubação frequentemente longo, por uma encefalomielite, geralmente fatal, e por sinais de excitação, agressividade e paralisia. Os enfermeiros têm um papel vital a desempenhar na gestão da raiva, o que significa que precisam de estar totalmente formados e actualizados com os últimos desenvolvimentos em vacinação e protocolo para minimizar o risco para a comunidade. A falta de equipamentos é um problema encontrado em nosso estudo que ameaça a execução bem sucedida do protocolo conforme exigido, o que implica uma intervenção urgente em colaboração com o Ministério da Saúde para compensar as deficiências. A população vítima é o segundo parceiro mais importante nos cuidados preventivos ou curativos efectivos, e o seu conhecimento tem uma grande influência no sucesso ou fracasso das intervenções. Como medida preventiva, a vacinação anti-rábica é a única forma de proteger os doentes contra esta doença. A luta contra a raiva exige uma sensibilização colectiva e individual, bem como uma colaboração multi-setorial eficaz e contínua no âmbito dos comités nacionais e regionais, a fim de sensibilizar o público e reduzir a incidência da raiva humana.

BIBLIOGRAFIA

[1] Kharmachi, H. Hammamis S. Epizoototogia e principais zoonoses. Evolução da enzootia e da endemia raquítica na Tunísia. BE IV 1992; 1.

[2] Tlili B. Estudo da repercussão da campanha de luta anti-rábica 1982-1987 sobre a incidência da raiva animal e humana na Tunísia. Tese, Faculdade de Medicina, Tunis 1988.

[3] Ministério da Saúde Pública. Direção dos cuidados de saúde de base. Unidade de antropozoonose. Programa nacional de luta contra a raiva, Sidi thabet, 28-29 de junho de 1993.

[4] Aubry P., Rotivel Y., 2001. Doenças infecciosas Raiva. MédChir; 76 : 320-3.

[5] Toma B, Dufour B., 2007, Raiva, Policopia das Unidades de Doenças Contagiosas das Escolas Veterinárias Francesas.

[6] TektoffJ.,Dura four M., Fargeaud D., Précausta P., Souleot J. P., 1982.ComparativeImmunology, Microbiology and InfectiousDiseases5 (1-3), 9-19.

[7] Collard L., 2006. Apport de la biologie moléculaire à la taxinomie et à l'épidémiologie des virus rabiques (Tese). Medicina Veterinária; Lyon 171p.

[8] Ousmane KM, 2010. Contribution à l'épidémiologie de la rage humaine dans les localités urbaines du Mali (Tese). Médecine Pharmacie et OdontoStomatologie: Bamako; 53p.

[9] Aubry P., Rotivel Y., 2001. Doenças infecciosas Raiva. MédChir; 76 : 320-3.

[10]Hagos G.W., Muchie F.K., Gebru G.G., Mezgebe G.G., Reda A.K., Dachew A.B., 2020. Avaliação do conhecimento, atitude e prática em relação à raiva e factores associados entre os chefes de família em

[11] Blancou J, Aubert M, Tsiang H, Bruyère, Masson V., 2004. Doenças contagiosas: a raiva. Escola Nacional de Veterinária de França; 63p.

[12]Natakesuma IK G, Sumantra IP, Grace D, Unger F, Gilbert J., . 2015. Sobre cães, pessoas e uma epidemia de Raiva: resultados de um estudo sociocultural em Bali, Indonésia. Doenças Infecciosas da Pobreza;4:30.

[13] Smith, A. (2017). Conhecimento e prática dos enfermeiros na prevenção da raiva: uma revisão sistemática. Jornal de Controlo e Prevenção de Infecções, 15(2), 34-49.

[14] Mohammadi TM, YazdaniCherati J, Shahraki Pour S, et al. "Assessment of nurses' knowledge, attitudes and practices on rabies disease in Morocco." Arquivos de Doenças Infecciosas Clínicas. 2019 ;14(3) .

[15] Brisseau-Gimbert V, Bourdeau-Quintard B, Delisle C. "Training nurses in rabies risk management: a survey of nursing schools in France." Saúde Pública. 2017 ;29(6) :885-893.

[16] artigo
[17] Al-Rabiaah A, Ibrahim AK, Al-Ayedh NK. "Effectiveness of rabies awareness posters in improving knowledge and attitudes among healthcare professionals in a tertiary care hospital in Saudi Arabia." Jornal de Infeção e Saúde Pública. 2020;13(2):304-308.

[18] Agência Nacional de Segurança do Medicamento e dos Produtos de Saúde (ANSM). "Guia de boas práticas para a prevenção da raiva no homem". Saint-Denis: ANSM, 2016.

[19] 4Agência de Saúde Pública do Canadá. "Guidelines for the prevention and control of rabies in humans and animals in Canada." Ottawa: Agência de Saúde Pública do Canadá, 2016.

[20] Garg S, Gupta S, Garg VK, et al. "Modified rapid fluorescence assay for outbreak inhibition and direct fluorescent antibody assay for potency determination of rabies vaccines." Indian Journal of Medical Microbiology. 2016; 34(1): 53- 57.

[21] Sudarshan MK, Madhusudana SN, Mahendra BJ, et al. "Assessment of the burden of human rabies in India: results of a national multicenter epidemiological survey." International Journal of Infectious Diseases. 2007;11(1): 29-35.

[22] Yannick, M. T. (2013-2014). Tese sobre a raiva humana no departamento de doenças infecciosas do CHU de point G A Bamako.

[23] Guesmi K, Kalthoum S, Fatnassi N, Gharbi R, et al (2021). Avaliação do conhecimento, atitudes e práticas das famílias em relação a um caso de raiva humana em El-Alia.

[24] Josué, O. M. (2019-2020). Avaliação dos conhecimentos, atitudes e práticas

das populações de Cotonou sobre a raiva.

[25] Issaka T, Diloma M, Yao K, Joseph B, et al (2009). Cumprimento da vacinação anti-rábica em indivíduos susceptíveis à raiva em Abidjan (Costa do Marfim). p. 595-603.

QUESTIONÁRIO PESSOAL

Somos Béni Hamed Abir e Harabi Raouia, dois estudantes do 3º ano do Instituto Superior de Ciências Infantis de Gabes. No âmbito do nosso trabalho de fim de curso intitulado
"Estudo do conhecimento dos enfermeiros e das vítimas de mordeduras de animais relativamente à raiva: medidas preventivas".
Pedimos-lhe que participe no desenvolvimento do nosso inquérito e que preencha este questionário de forma objetiva e rigorosa, sabendo que todos os dados recolhidos serão anónimos e confidenciais.

I. Identificação da população do estudo :

1. Género :
• Homem □
• Feminino □

2. Idade :
• 25-30 □
• **31-40**□
• Mais de 40 □

3. Tempo de serviço :
• <5 anos □
• Entre 5 e 10 anos □
• >10 **anos**□

4. Há quanto tempo trabalha neste departamento?
• <5 anos □
• 5 anos e **mais**□

5. Em que departamento do hospital trabalha?
• Serviço de urgência □
• CSSB □
• Departamento de Doenças Infecciosas □

II. Estudo dos conhecimentos dos enfermeiros sobre a raiva:

1. Teve alguma formação prévia sobre o programa nacional de luta contra a raiva?

•Não □

•Sim □

•Em caso afirmativo: desde quando e em que centro?

2A escolha do protocolo é da responsabilidade do :

•Médico □

•Enfermeira □

•Médico e enfermeira juntos □

3Já tratou de um caso de raiva humana?

•Sim □

•Não □

III. Estudo do grau de aplicação de um protocolo de controlo da raiva :

1. Existe um protocolo escrito de controlo da raiva afixado no seu estabelecimento de saúde?

•Sim □

•Não □

•Se não: como é que se executa o protocolo?

► De memória □

► Contactar o médico responsável □

► Procurar o protocolo nas redes sociais □

► Outros:

2. o seu estabelecimento de saúde dispõe dos recursos necessários para aplicar

Protocolo correto de controlo da raiva:

•Sim □

•Não □

•Se não: o que é que falta?

3. Qual é o seu nível de cumprimento do protocolo de controlo da raiva?

•**90%**□

•**50%**□

•Dependendo das condições □

•**Não respeito**□

4. Que obstáculos foram encontrados apesar da disponibilidade dos recursos necessários?

•Carga de trabalho □

•Informação incompleta sobre a raiva □

•Falta de pessoal □

•Outros:

5. Qual é a primeira coisa a fazer em caso de mordedura de um animal?

6. Lava-se primeiro as picadas?

•Não □

•Sim □

•Em caso afirmativo: quanto tempo demora a lavar?

•Que produto se deve utilizar para lavar as picadas?

7. Faz-se o teste Besredka antes da infiltração?

•Sim □

•Não □

•Em caso afirmativo, indicar a definição deste teste:

8. O que fazer se o doente for alérgico ao soro antirrábico?

► Não se infiltrar □

► Ir à paisana □

► Internar o paciente na unidade de terapia intensiva e realizar a **infiltração**□

9. A infiltração está feita:

•Totalmente em MI □

•Apenas à volta da ferida □

•À volta da ferida e quantidade restante no **IM**□

10. Se a mordedura se situar numa zona sensível ou altamente inervada (olhos, órgãos genitais, etc.), faz-se a infiltração?

- Sim □
- Não □

11. Se a ferida for grande, sutura-se?

- **Sim**□
- Não □
- Se não, quando é que é o futuro?

IV. Estudo de medidas preventivas

1. Dá formação aos doentes?

- **Sim**□
- **Não**□
- Em caso afirmativo: quais são os temas educativos?

2 . O que fazer se a vacinação estiver atrasada?

- Nada a fazer, não é da minha responsabilidade □
- Contactar o doente para o alertar e iniciar o protocolo □
- Outros

<h1 style="text-align:center">QUESTIONÁRIO PARA AS VÍTIMAS</h1>

Somos Béni Hamed Abir e Harabi Raouia, dois estudantes do 3º ano do Instituto Superior de Ciências Infantis de Gabes. No âmbito do nosso trabalho de fim de curso intitulado

"Estudo do conhecimento dos enfermeiros e das vítimas de mordeduras de animais relativamente à raiva: medidas preventivas".

Pedimos-lhe que participe no desenvolvimento do nosso inquérito e que preencha este questionário de forma objetiva e rigorosa, sabendo que todos os dados recolhidos serão anónimos e confidenciais.

I. DADOS SÓCIO-DEMOGRÁFICOS:

* Idade (anos): 18-30□30-35□ 35anos ou mais□

* Sexo: Masculino□Feminino □

* Origem geográfica: Urbana□Rural □

* Nível de escolaridade:Analfabeto□Primário□Secundário□Universitário□

* Profissão:Sim □Não □

Em caso afirmativo, especifique:

    Estudante□Executivo□Médio gestor □Trabalhador□ Profissão liberal □

* Nível socioeconómico:Baixo□Médio □Alto □

II. Estudo do conhecimento da população vítima sobre a raiva:

1. De acordo com os teus conhecimentos, a raiva é uma doença mortal?

* Sim □

* Não □

2. Quem pode transmitir a raiva?

* só o cão □

* outros mamíferos □

3. Os seres humanos podem transmitir a raiva?

* Sim □

* Não □

4. Posso apanhar raiva de um objeto lambido por um animal raivoso?

- Sim☐

- Não ☐

5. Qual dos seguintes sinais sugere a presença de raiva?

- Mudança de comportamento ☐

- Perturbação da consciência que conduz ao coma☐

- Sensação de ardor, formigueiro em vez de picada ☐

- Dificuldade em respirar e engolir. ☐

- medo da água (hidrofobia) ☐

- Todas as propostas são possíveis ☐

6. Qual é a sua primeira reação a uma mordedura de um animal suspeito de ser raivoso?

7. A que centro se deve dirigir em primeiro lugar em caso de mordedura de um animal?

- Serviço de urgência ☐

- Um centro de saúde básico (CSSB) ☐

- Um médico de clínica geral ☐

- Sem direção no primeiro dia ☐

8. Quanto tempo demora a ser visto depois de uma dentada?

- J0

- Entre D1 e J4

- Entre D4e D7

- Entre D7 e D14

9. Lava-se a ferida imediatamente?

- Sim☐

- Não ☐

- Em caso afirmativo: que produto?

- Em caso afirmativo, quanto tempo demora a lavagem?

10.   Está a seguir o calendário de vacinação?

- Sim ☐

- Não ☐

- Se não: porquê?

11. Se tem um animal de estimação (cão, gato, etc.), vai ao veterinário sempre que necessário?

•Sim □

•Não □

12. A raiva é uma doença de declaração obrigatória?

•Sim □

•Não

RESUMO

Título: Estudo dos conhecimentos dos enfermeiros e das vítimas de mordeduras de animais sobre a raiva: medidas preventivas

Introdução: A raiva é uma zoonose viral prevenível por vacina que afecta o sistema nervoso central. Uma vez que os sintomas clínicos aparecem, a raiva é fatal em praticamente 100% dos casos. Como resultado, os enfermeiros precisam de reavaliar os seus conhecimentos sobre a raiva e a qualidade dos cuidados que podem prestar às pessoas atacadas por animais que transmitem a doença. Também precisam de processar a informação adquirida junto da população vítima sobre os princípios básicos que precisam de saber sobre a raiva em termos do que fazer, o que pode influenciar um percurso de cuidados bem definido.

Objectivos: o objetivo deste trabalho é estudar os conhecimentos dos enfermeiros e das vítimas de mordeduras de animais em relação à raiva, melhorar as técnicas de cuidados e os métodos terapêuticos no serviço de urgência e propor medidas preventivas para limitar as possíveis complicações.

Materiais e métodos: Trata-se de um estudo descritivo transversal do pessoal de saúde que trabalha no Hospital Universitário de Gabès. Além disso, foi enviado um outro questionário às vítimas de mordeduras de animais nos mesmos estabelecimentos de saúde.

Resultados: O nosso inquérito incluiu uma amostra de 80 pessoas que trabalham no hospital regional de Gabès, no hospital militar e nos centros de cuidados de saúde básicos (Tbelbou, Wassit, Kattena, cité Al'Amal, Manara, Ghanouch e Bouchamma). O rácio entre os sexos é de 0,6, com uma predominância de mulheres (54%). 80% do pessoal questionado não tinha recebido formação no programa nacional de controlo da Raiva. Além disso, (32%) dos enfermeiros inquiridos não dispunham de um cartaz de protocolo de controlo da raiva nos seus estabelecimentos de saúde. Concluímos, portanto, que a maioria do pessoal (66%) não tinha conhecimento do Nosso estudo incluiu 75 vítimas de mordedura animal. A maioria dos pacientes entrevistados era do sexo masculino (64%), com uma relação de sexo (M/F) de 2,84. Verificámos que a maioria da população vítima (73%) pensava que a raiva era uma doença fatal. Mais de metade (61%) concorda com a possibilidade de contrair raiva através do contacto com um objeto lambido por um animal raivoso.

Conclusão: Os enfermeiros têm um papel vital a desempenhar na gestão da raiva, o que implica necessariamente uma formação completa e exaustiva. Têm de estar a par dos últimos desenvolvimentos em matéria de vacinação e de protocolos, para minimizar o risco para a comunidade. A população vítima é também o segundo parceiro mais importante para um tratamento eficaz. Assim, o combate à raiva requer uma consciencialização colectiva e individual, e uma colaboração multissectorial eficaz.

Palavras chave: Raiva, **vacina contra a raiva, conhecimentos, enfermeiros, conhecimentos das vítimas, medidas de prevenção.**

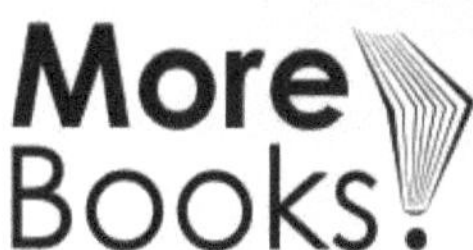

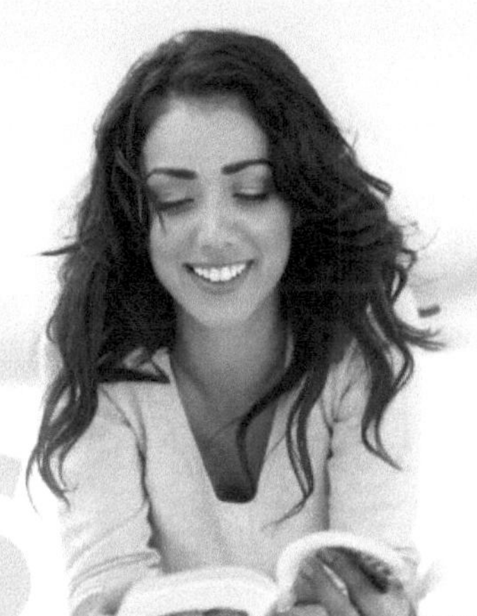

yes
I want morebooks!

Buy your books fast and straightforward online - at one of world's fastest growing online book stores! Environmentally sound due to Print-on-Demand technologies.

Buy your books online at
www.morebooks.shop

Compre os seus livros mais rápido e diretamente na internet, em uma das livrarias on-line com o maior crescimento no mundo! Produção que protege o meio ambiente através das tecnologias de impressão sob demanda.

Compre os seus livros on-line em
www.morebooks.shop

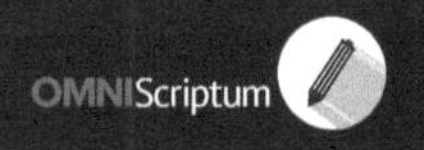

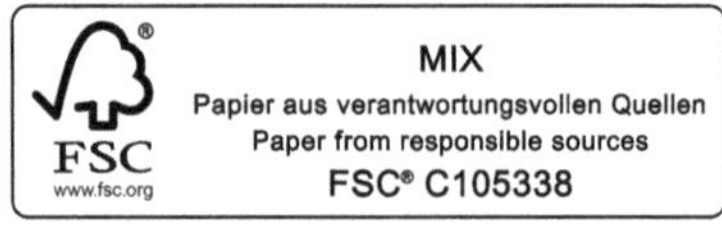

Printed by Books on Demand GmbH, Norderstedt / Germany